撑不死的大胃王

[DIGESTIVE SYSTEM/消化系统]

豆麦麦 / 著 立米 / 绘

陕西新华出版传媒集团

陕西科学技术出版社

图书在版编目(CIP)数据

撑不死的大胃王:消化系统 / 豆麦麦著. —西安:陕西科学技术
出版社, 2015.3 (2020.8重印)

ISBN 978-7-5369-6386-3

Ⅰ. ①撑… Ⅱ. ①豆… Ⅲ. ①消化系统—青少年读物 Ⅳ. ①
R322.4-49

中国版本图书馆 CIP 数据核字(2015)第 037613 号

撑不死的大胃王(消化系统)

出 版 者	陕西新华出版传媒集团　陕西科学技术出版社
	西安市北大街 131 号　邮编 710003
	电话(029)87211894　传真(029)87218236h
	ttp://www.snstp.com
发 行 者	陕西新华出版传媒集团　陕西科学技术出版社
	电话 (029)87212206　87260001
印　　刷	华睿林(天津)印刷有限公司
规　　格	720mm×1000mm　16 开本
印　　张	10 印张
字　　数	54 千字
版　　次	2015 年 5 月第 1 版
	2020 年 8 月第 2 次印刷
书　　号	ISBN 978-7-5369-6386-3
定　　价	23.80元

CONTENT ABSTRACT
内容简介

　　毛小逗、麦麦罗、安千儿三人在学校组织的一次野外生存训练营大考验中意外地走失，误入巨人族生存的"时间空间"。

　　在"时间空间"里，三人遇到了巨人克洛奇，在巨人克洛奇的眼中，三个孩子显得非常渺小。

　　巨人克洛奇躯体庞大。由于庞大的身躯需要极大的能量才能维持其基本生存，因此，巨人克洛奇使用两大方式维持生命：一是不断地寻找食物，以供身体能量的需求；二是减少活动，常常嗜睡。

由于生存环境的恶化，巨人族的食物越来越少，他们开始靠寻觅一些树叶、杂草来维生。毛小逗、麦麦罗、安千儿进入"时间空间"，跌落神秘之地后，身上沾满了树叶、杂草，正巧遇到了正在寻觅食物的克洛奇，便随着树叶、杂草被克洛奇吞入腹中。

由此，三人来到了另一个"生存空间"——巨人克洛奇的躯体内，并在这个生存空间里开始了一次神奇的人体探索之旅！

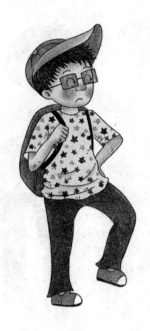

毛小逗：毛小逗的爸爸是一位生物学家，受爸爸的熏陶，毛小逗自幼热爱科学，和别的孩子一样对任何事物都充满好奇与疑问。他不但热爱科学，还喜欢冒险。

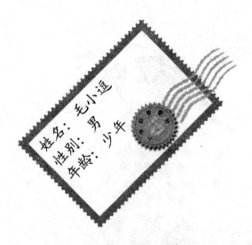

姓名：毛小逗
性别：男
年龄：少年

THE MAIN CHARACTER
主角

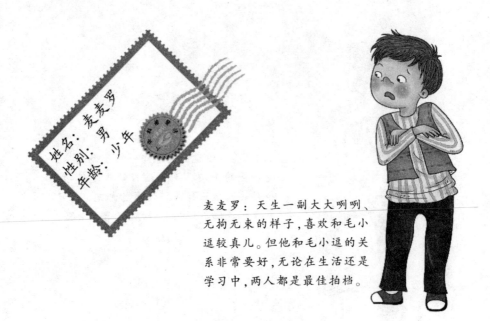

姓名：麦麦罗
性别：男
年龄：少年

麦麦罗：天生一副大大咧咧、无拘无束的样子，喜欢和毛小逗较真儿。但他和毛小逗的关系非常要好，无论在生活还是学习中，两人都是最佳拍档。

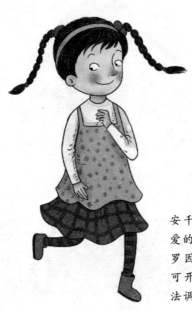

姓名：安千儿
性别：女
年龄：少女

安千儿：一位心思细腻、聪明可爱的小女生。每当毛小逗和麦麦罗因为一点儿事情较真儿到不可开交的时候，总是安千儿想办法调解。

CATALOG

目录

CATALOG

目录

第1章

· ·

户外生存大考验意外走失

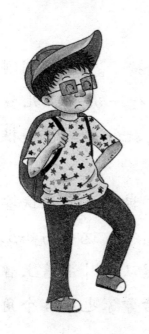

户外生存大考验意外走失

　　毛小逗是个喜欢冒险的孩子。这不，刚刚听到自己所在的城市要举行一次少年儿童"户外生存大考验"的消息，就拉着爸爸去报了名。

　　这次户外生存大考验，据说是要把这些孩子送到一个神奇的岛屿国家，这个岛屿上曾经生存过巨人族。毛小逗从课外书籍上曾读到过这方面的知识，考古学家也从各个角度和出土的大型人骨中找到了一些蛛丝马迹，证明这个星球上的确存在过巨人族。还有一些科学家推测认为，假如史前文明真的存在"巨人族"，一些很久以来都没有被破解的考古学难题就会迎刃而解。如果真有躯体庞大的"巨人"存在，再来解释世界上庞大的建筑物——金字塔的未解之谜，就会省去很多弯弯绕绕的难题——假使当初建造金字塔的时候，是由"巨人"建造起来的，那么，当初建造这些建筑物的技术难度就会减少很多很多。和金字塔建造情况类似的庞大建筑物，也是一样的道理。

当然，有了这次"户外生存大考验"，对于对科学比较感兴趣的毛小豆来说，自然就有极大的吸引力了。

作为一位生物学家，毛爸爸自然很赞同儿子的做法。可让毛小逗没想到是，在报名的现场他竟然看到了与自己从小玩到大的好朋友麦麦罗，以及隔壁安叔叔的女儿安千儿，原来他们也是因为听到消息而来报名的。

　　"你妈妈怎么舍得让你出来了？"毛小逗趁爸爸和安叔叔他们说话的时候偷偷拽了拽麦麦罗的手。不单单是毛小逗这么好奇，站在麦麦罗身边的安千儿也同样好奇地看着他。

　　"我妈妈一直都舍得让我出来啊！"麦麦罗的回答让毛小逗和安千儿很是诧异，因为

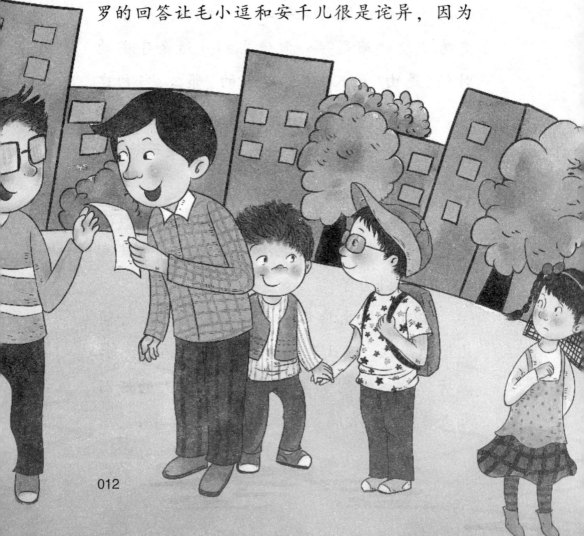

麦麦罗的妈妈是一位典型的虎妈，他几乎是在没有自由的家庭环境下长大的。但是麦麦罗却大大咧咧的，并没有受到妈妈管教的影响。

"你信吗？"毛小逗问安千儿。

"我才不信呢。"安千儿是个很可爱的小姑娘，她微微撇了撇嘴。

"喂，你们不报名了？"麦麦罗朝前跑去，丝毫不理会身后人的偷笑，"不管你们信不信，我要填报名表了。"

出发那天，毛小逗早早来到了现场，令他惊讶的是麦麦罗和安千儿早就到了。这群来自不同学校的孩子汇集在一起，兴奋、愉悦之情洋溢在每个孩子的脸上，他们叽叽喳喳地不停地说着这次户外生存大考验的规划。

就这样，他们一起坐上了公共汽车，又坐了飞机，还乘坐了轮船。终于到达目的地了，眼前的一切在孩子们看来都是新奇的、神秘的。他们都各自装着一个不愿意告诉别人的小秘密,希望自己不是遇到什么虎狼蛇虫,而是有什么神奇的发现。

毛小逗、麦麦罗、安千儿组成一组,开始了他们户外生存大考验之旅。三个小伙伴离"户外生存大考验"的营地越来越远了,也许是好奇心太强,他们忘记了天黑之前还要返回营地报到。

突然,一团黑烟铺天盖地扑面而来,整个黄昏的天空,瞬间暗了下来。

"啊……"面对突如其来的意外,安千儿惊叫了一声,"你们在哪儿? 我害怕。"

黑暗中传来毛小逗的声音:"不要紧张,这是意外。"

"啊!"好像是麦麦罗的声音。

"啊……"安千儿又拖起了长长的尖叫声。

毛小逗还没有反应过来,也"啊"了一声,他感觉身体好像被悬空了。其实不是悬空,他们好像被一个黑暗的洞穴旋了进去!

掉到洞底的时候,三个小伙伴惊奇地发

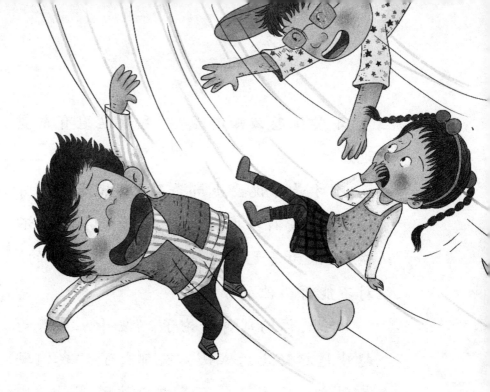

现，他们身上没有一丝伤痕，同时，那团黑漆漆的东西也不见了。在三人互相询问有没有受伤之后，便是一片沉寂。

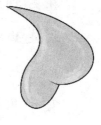

毛小逗率先打破了沉寂："我们往前面走，那个像有光亮的地方，兴许能够通到大本营。"

"不去，要是朝前面走，出不去怎么办？"麦麦罗最喜欢和毛小逗较真，毛小逗要往东他就偏偏往西。

　　"不尝试怎么知道呢？"毛小逗抱有希望地说。

　　"刚才是你说要走那条路的，就是因为听了你的话，我们才掉进来的。"麦麦罗丝毫不认输，他认为是毛小逗把自己带到这里来的，绝对不能再听他的了。

　　"好了，你们别再争论了。"安千儿看着两个越吵越起劲儿的家伙，头都大了，"我们现在都到这种地方了，不是更应该团结一心找到走出去的路吗？"

　　毛小逗一言不发地朝有光亮的地方走去，安千儿跟了上去，麦麦罗在原地站了一会儿也追过去："喂，说归说，做归做嘛！等等我。"

第2章

· ·

巨人克洛奇误食三个小家伙

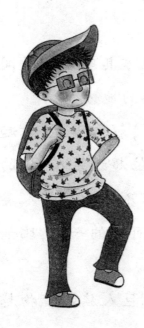

巨人克洛奇误食三个小家伙

　　他们不知道有光亮的地方其实是"时间空间"，那里便是巨人族居住的地方。

　　克洛奇是巨人族的一员，躯体庞大，看起来非常凶残、暴力。他是一位超级巨人，他的肌体构造和正常人一样，只不过是正常人类的升级版本。但他似乎也有可爱的一面，比如他生性贪吃、嗜睡。

　　由于生存环境的恶化，巨人族的食物越

来越少，克洛奇不得不开始寻觅一些树叶、杂草维生。由于身躯庞大需要极大的能量才能维持基本的生存，他用了两大方式维持生命：一是不断地寻找食物，以供身体能量的需求；二是减少活动，常常嗜睡。现在他正在寻找食物，而刚刚到达洞口的小家伙们身上沾满了树叶和杂草。

毛小逗、麦麦罗、安千儿和巨人克洛奇相比，就像蚂蚁那样微小。在三个小伙伴还没反应过来之际，他们已经被一阵旋涡卷到了克洛奇的嘴巴里。他们不知道发生了什么事，只是一个劲儿地喊"救命"。

毛小逗眼明手快，扒住了刚刚经过的大石头门的边缘，然后又费劲地把麦麦罗和安千儿拉了过来。

"刚刚是怎么了？"安千儿现在想想还是觉得有点害怕，幸亏毛小逗抓住了自己，要不然都不知道自己被卷到哪儿了。

"是龙卷风吗？"麦麦罗费力地扒着大石

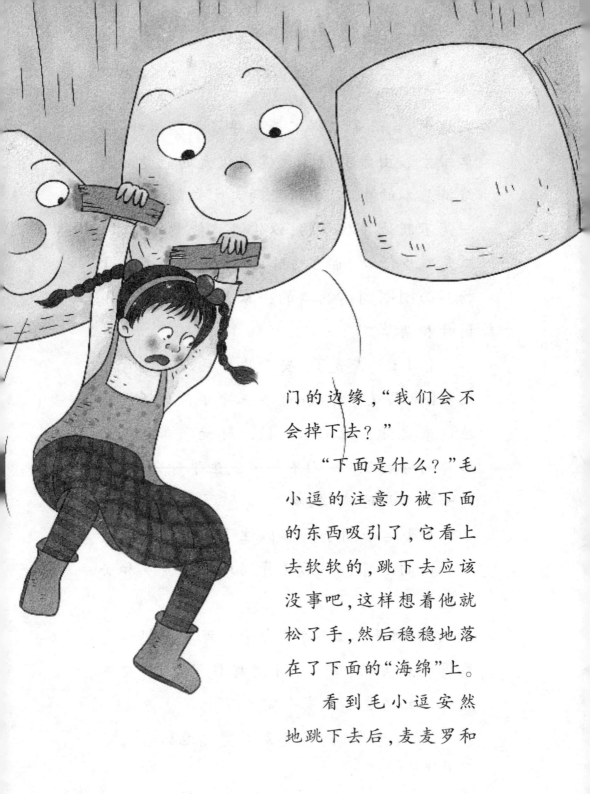

门的边缘，"我们会不
会掉下去？"

"下面是什么？"毛
小逗的注意力被下面
的东西吸引了，它看上
去软软的，跳下去应该
没事吧，这样想着他就
松了手，然后稳稳地落
在了下面的"海绵"上。

看到毛小逗安然
地跳下去后，麦麦罗和

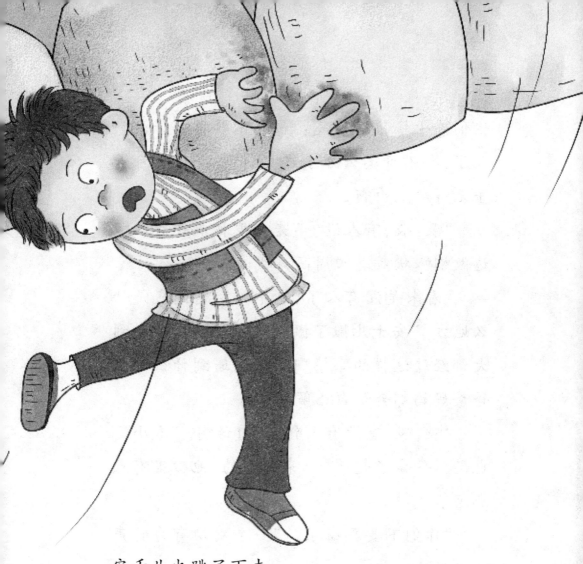

安千儿也跳了下去。

这究竟是怎么回事呢？原来大巨人克洛奇正在寻觅食物，三个小伙伴被大巨人一口吞到了嘴里。大巨人吃饱喝足了准备找个地方睡觉，他每走一步，三个小伙伴就摇摇晃晃乱撞一番。好不容易站稳了，互相扶着彼此的他们终于松了一口气：但愿不要再出什么状况了，要不可怎么办才好，他们三个现在可是手无缚鸡之力啊。

"喂，喂，有人没？"麦麦罗把双手放在嘴边做喇叭状对着四周高声喊道。

"看来是没有人了，也不知道这到底是什么地方。"安千儿撇了撇嘴，有点想哭。从小到大哪经过这样的事情啊，每次遇到什么困难爸爸妈妈都会帮自己解决的。

"喂，喂，有没有人啊，说句话啊。"毛小逗也忍不住喊了起来。初来乍到的，他心里有点忐忑。

"你们不要再喊了。"一个刚劲有力的声音突兀地响起。

"你，你是谁？"小伙伴们往后退了退，有点恐惧地看着刚刚救了自己的大石门。如果没猜错，声音是从那里传出来的。这，这，这个也太恐怖了。

"报，报上名来，不要在这儿装神弄鬼吓

唬人。"麦麦罗有点胆怯地拽了拽毛小逗的衣角。

"就是，吓唬小孩子可不是什么英雄所为。"安千儿也有点怯怯地说。

"敢说我不是英雄。"刚劲有力的声音听上去有点怒意，其实这是牙齿大哥们在逗小伙伴们玩呢。你想啊，在大巨人体内待了几万年了难得见到这么有趣的家伙们。要知道以前见到的都是些树叶、果子之类的东西，每当那些东西见到自己时，只知道惊恐地高喊："不要吃我，不要吃我。"哎，虽然不想吃他们，可是自己的责任就是咀嚼东西，只能狠下心了。这次不一样，这可是活生生的三个小家伙。哎，不如，不如先和他们玩会儿再说。

"你，你是英雄，那英雄怎么会欺负小孩子呢？"安千儿虽然有点害怕，可还是小声地说出来了，她这样只是希望这个有点生气的大怪物可以放过他们。

"呃，谁说我欺负你们了？"牙齿大哥忍不

住笑了,"刚才我还救了你们呢。"

"啊,你刚才救了我们?"麦麦罗有点不相信,他可不认为这个大怪物会这么好心,刚才还吓唬我们来着。等等,他刚才说救了,救了我们。

"啊,你就是大石门?"麦麦罗还是有点不敢相信。

"我估计是。"毛小逗点了点头表示赞同麦麦罗的话, 倒是安千儿有点儿不解地看着两个人。声音是从大石门那里传出来的没错,可是,怎么可能是大石门呢。

"什么大石门啊。"牙齿大哥有点儿嫌弃三个小家伙给自己起的名字,"我明明是牙齿,就是你们咀嚼东西的牙齿。知道不?什么大石门啊。"

"啊,牙,牙齿?"这下不仅是麦麦罗和安千儿,连毛小逗也弄不明白了。这,这是怎么回事,怎么无缘无故地见到了牙齿?

麦麦罗赶紧用自己的牙齿轻轻咬了一下

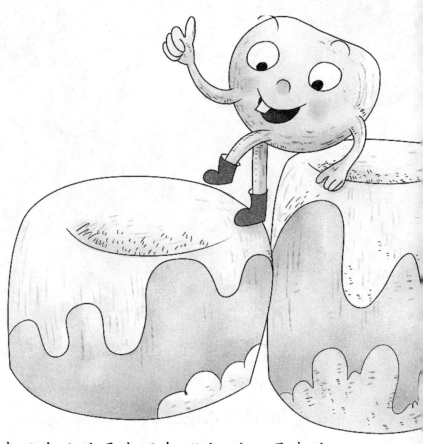

手指,表示自己的牙齿还在:"这,这不是我的牙齿。"

"当然不是你们的牙齿了,你们的牙齿怎么会有这么大呢。"麦麦罗的话让牙齿大哥哭笑不得,"我是大巨人克洛奇的牙齿。"

"大,大巨人?这是怎么回事?"三个人看了看彼此,如同丈二和尚——摸不着头脑。

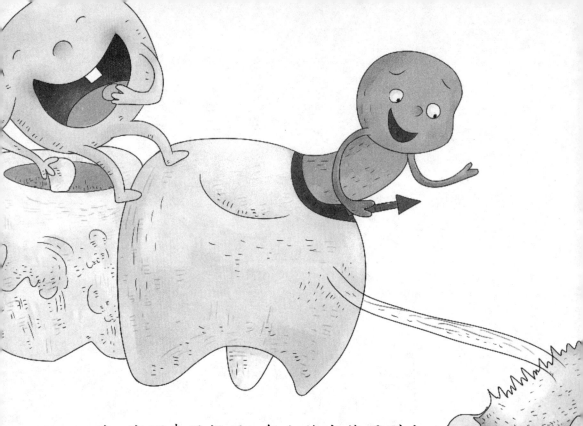

　　这，这可奇了怪了，怎么就突然遇到大巨人克洛奇的牙齿了呢，这，这是个什么情况，没有人来说明一下吗。

　　最终，三个小伙伴把求助的目光移到牙齿大哥身上："嗯，请问，大英雄，我们，我们怎么会遇到你的？"

　　"这还用问嘛，当然是大巨人克洛奇把你们咔嚓一口给吞了，你们此时也当然是在大巨人克洛奇的嘴里了，所以你们就遇到我了嘛。"大牙齿边说边形容咔嚓一口吞人的样子。

"呜呜，太，太可怕了。我，我要回家。"胆小的安千儿首先哭了起来，她要回去找妈妈，她才不要在这个鬼地方待着呢。

"你，你先别哭，我们想办法出去。"毛小逗看着哭得一把鼻涕一把泪的安千儿无奈地说道。这个时候只能先这样稳住小伙伴的情绪了，再说也没有别的办法啊。

"喂喂喂，别哭了。你们，你们倒是听我说完嘛。"牙齿大哥开始觉得有些头疼，要知道他最害怕听到小孩子哭了，每次听到小孩子哭他就想去撞墙，当然这里是没有墙可撞的。有时候实在受不了小孩子哭的时候他就捂着耳朵不听。

"嗯，那你说，呜呜。"安千儿边哭边说，那个样子看上去要多可怜有多可怜。

"嗯，这个嘛，虽然现在我不能放你们出去，可是我可以给你们指条路……"牙齿大哥妥协了，他准备告诉这些小孩子们，跟着那些食物的残渣可以走出去。

"哎哟，疼死我了。"在牙齿大哥还没说完话时，传来了一阵低低抽泣的声音。

小伙伴们立刻把目光投向声音发出的地方，应该是牙齿大哥的附近。这，这是怎么回事呢？刚刚还在害怕的安千儿也不哭了，眨巴着大眼睛好奇地望着那个方向。

"牙牙大叔，老毛病又犯了吗？"牙齿大哥很快就听出了低低的抽泣声来自于最末端的牙牙大叔，赶紧关切地问道。

"哎哟，是啊，又开始疼了。"牙牙大叔忍着疼回答。

"那个，那个牙牙大叔怎么了，他好像很难受的样子。"好心的小姑娘安千儿低低地问牙齿大哥。

"这个啊，说来话长了。"牙齿大哥叹了口气，虽然他很讨厌别人哭，可是说到这个自己也不禁悲从中来，忍不住落泪了，"我们牙齿啊，可以说是人体内最坚硬的器官了，除了蛀虫我们什么都不怕。小家伙们，你们应该知道我们牙齿是干什么的吧，我们主要的作用就是咀嚼食物，还有辅助发音。我们的形状和大小各不相同，比如我和牙牙大叔长得就不一样。但是我们的基本形态都是相同的，也就是说每个牙齿都可以分为牙冠、牙根和牙颈三个部分。我们经常咀嚼食物，食物的残渣便会遗留到我们身上，但大巨人克洛奇不懂得要刷牙。时间久了，我们就会有蛀牙，就会牙疼。牙牙大叔的病情已经越来越严重了，他已经从又白又坚硬的大牙齿慢慢地变得越来越黑黄黑黄的了。每次牙疼的时候，牙牙大叔就会哎哟哎哟地哭，有时候会影响到我们的邻居——舌头。所以你们要好好保护牙齿，要少吃甜食，每天都要刷牙，千万不要偷懒。尤其是晚上睡觉前一定要刷牙，这样才可以去除牙齿里残留的食物和糖。牙齿不像身体内的其他器官那样可以自我修复，恒牙一旦损伤，将终生残疾，所以需要精心保护和护理。那些

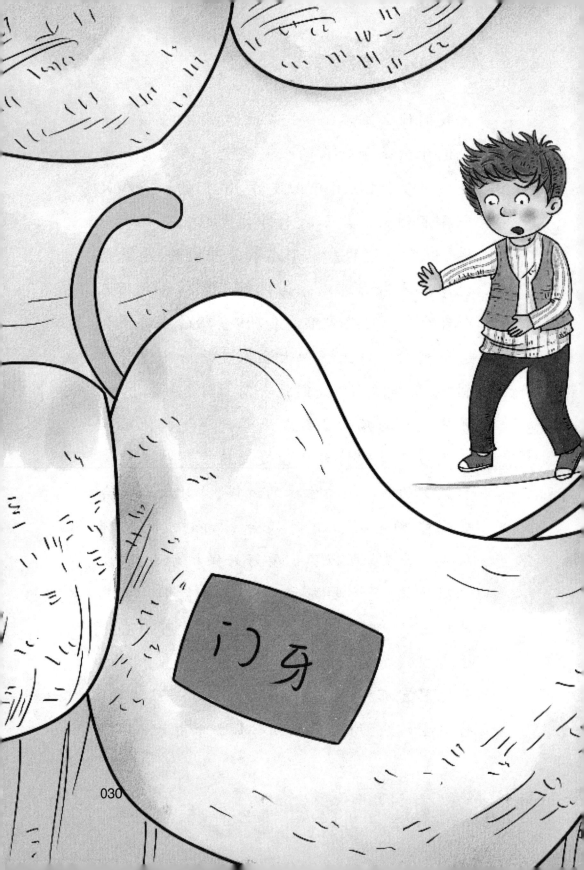

不知道珍惜我们的小朋友，牙疼的时候也会哇哇大哭，我是最不能听小孩哭了。小家伙们，你们可要保护好自己的牙齿噢。"

门牙

"啊,这么严重,牙牙大叔好可怜啊。"麦麦罗竟然开始觉得牙牙大叔可怜了。他嘴上这样说着,心里也在想:以后一定要每天都刷牙,再也不能因为贪玩而不刷牙了。

"牙牙大叔,你,你现在好点儿了吗?"毛小逗也有些担心。他想起爸爸有一次牙疼时的样子,看上去好可怜哦。

"好点儿了,小家伙们,你们这么好心,我就给你们讲讲牙齿大哥不太了解的好玩儿的事情吧。"牙牙大叔很喜欢三个小家伙,准备把自己所知道的好玩儿的事情说给他们听。

"好呀,好呀。"小伙伴们这时候也不说想要出去了,都开始想要听好玩儿的事情。

"那你们知道人的牙齿和动物的牙齿有什么区别吗?"牙牙大叔问的问题不只小家伙们不知道,连牙齿大哥也不知道。

看着小家伙们以及牙齿大哥好奇的样子,牙牙大叔忍不住笑了。

"其实啊,因为动物一般吃生肉,所以犬

齿很尖,根很粗壮,用来撕咬食物。人类的牙齿也保留了这个功能,叫作尖牙,就是从中间数的第三颗牙齿。但自从人类会用火之后,就吃熟食了,这颗牙便慢慢退化了,不像动物的那么尖、那么长了。"

牙牙大叔边说边示意小家伙们观察大巨人的牙齿:"大巨人克洛奇的牙齿和你们的是一样的。除了尖牙,人类还有切牙、前磨牙和磨牙。切牙具有切断功能,前面的门牙就是切牙。前磨牙呢,则是从中间数第四、第五颗,用来辅助磨碎食物。磨牙,也叫后槽牙、大白齿,主要用来磨碎食物。"

"哇,好神奇哦。"毛小逗没想到只不过是一颗小小的牙齿,却有这么多自己不知道的知识。

"是啊,是啊,很神奇。"一向爱和毛小逗斗嘴的麦麦罗也忍不住点头赞同了。他好奇地看着这个神奇的世界,不知道还会有什么好玩儿的。

"谢谢牙牙大叔和牙齿大哥告诉我们这么多知识哦。"安千儿不愧为有礼貌的好孩子,甜甜地表达了自己的谢意。

"那我先去休息一下。小家伙们,再见。"牙牙大叔对小家伙们摆了摆手后回去休息了。

牙齿大哥也准备休息了,不过他可没忘记自己刚才的承诺,他说过要给小家伙们指出一条路的。"看到那些残留的枝叶没,你们顺着这条路走过去,终究会出去的。再见了,可爱的小家伙们。"

"再见,牙齿大哥。"

三个小伙伴摆了摆手,准备往前走。

第3章

· ·

敏感的小姑娘——味蕾

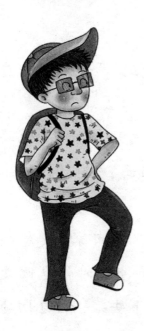

敏感的小姑娘——味蕾

　　"我们现在继续往前走吧。"麦麦罗转身对小伙伴们说,"我们要快点出去。"

　　"等一下。"毛小逗好像发现了什么,他蹲下身子耐心地看着地上的东西,"哎,你们不觉得奇怪吗?"

　　"有什么好奇怪的,我想要回家,我想要回家。"麦麦罗这个急躁性子什么时候也改变不了,他已经不想在这里待下去了,他迫切地想回家。你想啊，在大巨人嘴巴里多吓人啊，还是早走出去为好。

"你不想有惊人的发现了？"毛小逗并不回头，依旧研究着。

"我是想有惊人的发现，可是不想在这种破地方。"麦麦罗不满地撇嘴，"我还想回我家，回学校呢……"

"好了，你们两个都少说一句吧。"安千儿蹲下来扯了扯毛小逗的袖子，示意他少说两句，"我们都不想被困在这里呀。对了，你好奇什么？"

"你们看看这是什么？"毛小逗指着地面上的东西有点不解地问。

"能有什么啊，不就是地上脏了，地板没拖干净嘛。"麦麦罗瞟了一眼后说。

"那个小家伙，你胡说什么呢。"这声音刚刚传入小伙伴们的耳朵中，他们就感到一阵眩晕，跌落在地上。这，这是怎么回事？

原来是舌头生气了，她稍微动了一下，三

个小伙伴没站稳就滚到了地上。难怪她会生气呢，麦麦罗那个淘气包，竟然说她的"小妹妹"是脏东西，太可恶了。

"啊，这又是谁啊？"幸好舌头只是稍微动了一下就恢复原样了，小伙伴们彼此扶着站起来时，安千儿忍不住问。

"我啊，你们都站在我身上了，你说我是谁？"舌头爽朗地笑了一声，"站这么久了连谢谢都不说，还问我是谁。"

"啊，不，不好意思啊，打扰了。"毛小逗一时没反应过来，稍微愣了一下赶紧说道，"你，你是舌头吧？"

"还是你聪明，我是舌头。见到你们我很高兴哦。"爽朗的舌头并未追究麦麦罗刚才说自己妹妹的事情，反而咧开嘴笑了。

"那，那舌头，你，你刚才说这，这是你家小妹妹？"毛小逗的目光一刻都没有离开过舌头表面的东西。他可是真的很好奇哦。

"是啊，我家小妹妹可是个很敏感的小家

伙呢。"说到自己家那个敏感的小妹妹，舌头忍不住笑了。那样的笑容看上去很是美丽，也就是说起自己的妹妹，舌头才会如此开心，"在说我家妹妹之前，我呀，先给你们说说我吧。我呢，位于口腔的上下颌之间，粉嘟嘟的，柔软而细腻，就是你们人类的舌头了。和牙齿宝宝们比起来，我可是口腔里的大块头啊，你看看我的身高、我的形状可比它们大多了。可我不是笨笨的胖子哦，胖子也可以很灵活的，在食物到达这里时我要不停地搅拌，帮助食物和唾液充分混合，还要灵活、准确地躲过牙齿一成不变的咬合活动。当然了，有时候我躲闪不及就会发生牙齿咬到我的事件了。现在呢，我就隆重地介绍一下我的妹妹，敏感害羞的小姑娘——味蕾。可别小看我这个妹妹，虽然她很敏感很害羞，但是她的作用可大着呢。哎，对了，你们猜猜她会有什么作用？"

面对舌头的提问，三个小伙伴一时不知道该怎么回答。是啊，那个敏感的小姑娘味蕾

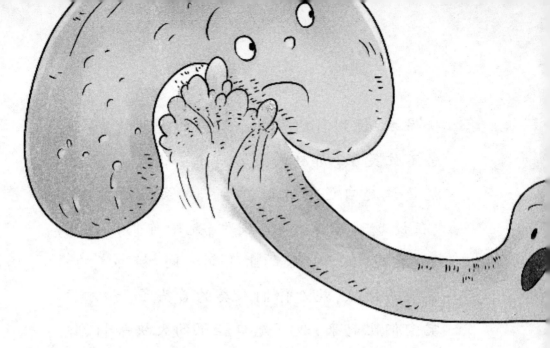

到底有什么作用，这个，这个可真不知道。

"毛小逗，你知道吧？"麦麦罗此时唯一可以想到的就是站在自己身边的、被誉为"未来爱因斯坦"的小天才。

"这个嘛。"毛小逗略一沉思，一本正经地回答，"这个真不知道。"

安千儿在一边扯了扯毛小逗的袖子说："这个可以知道。"

"他都说了真不知道了。"麦麦罗赶紧接腔，还不忘对脚底下的舌头说，"舌头，你就不要再为难我们了，直接告诉我们吧。"

"好吧。"看着小家伙期待的眼神，舌头忍

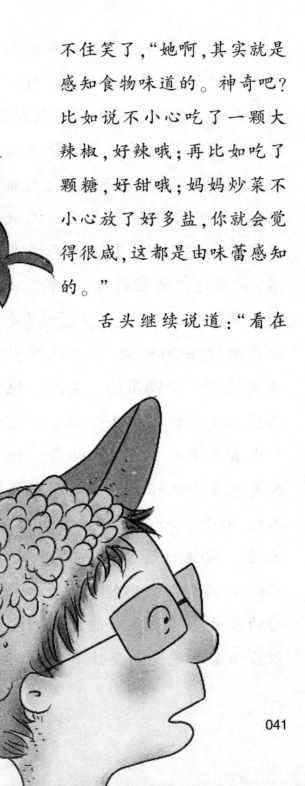

不住笑了，"她啊，其实就是感知食物味道的。神奇吧？比如说不小心吃了一颗大辣椒，好辣哦；再比如吃了颗糖，好甜哦；妈妈炒菜不小心放了好多盐，你就会觉得很咸，这都是由味蕾感知的。"

舌头继续说道："看在

你们这么好奇的份儿上，我就再给你们说点好玩的吧，那就是超级味蕾。什么是超级味蕾呢？就是味蕾的感知要比一般人的感知强烈，比如说你不爱吃西兰花，你为什么不吃西兰花呢，你的答案可能有很多，无非是西兰花有怪味，或者说不好吃。然后有人就说，你挑食，其实你也许并不是挑食，而是超级味蕾在作祟。拥有超级味蕾的人，能察觉出别人无从感受的食物味道。'超级味蕾者'是耶鲁大学的琳达教授在 20 世纪 90 年代提出来的，是指味觉敏感性比较高的一类人，他们的味觉敏感度往往高出常人 2~3 倍。普通的人每平方厘米舌面上有 30~70 个味蕾，这也就说明了我有很多小妹妹哦。有些弱势味蕾者的味蕾不到 30 个，而超级味蕾者则有 70 个以上的味蕾。超级味蕾者在人群中的比例大概是 20%，尤其是女生中超级味蕾者比男生多。味蕾的数量会随着年龄的增长而减少，到 45 岁以后味蕾细胞逐渐变性萎缩，数量减少，味觉也会慢慢减退。所以为了以后能一直品尝美味的食物，我们要保护好我们的味蕾，预防口腔疾病，不要吃加很多盐和糖的食物，过量的刺激会降低味蕾对食物的反应。平时要多吃一些富含维生素的食物。当然，规律的生活，充足的睡眠，积极的身体锻炼也都是行之有效的提升味蕾敏感性的方法。"

"啊，那我，那我岂不是超级味蕾者了。"听了舌头的讲解，麦麦罗忍不住得意了，要知道平时在家他可是无肉不欢的，那些青菜之类的，自己都觉得不好吃。

"你那是挑食，不是超级味蕾。"毛小逗很无情地揭穿了麦麦罗。

"啊，是哦，以后，以后不挑食了。"麦麦罗挠挠头，看着两个小伙伴不好意思地笑了。

"现在你们知道了吧。我要先休息一下了，再见，小家伙们。"

舌头大姐说了很多话，觉得有点难受，想好好休息一下，小伙伴们只好继续往前走。

第4章

神奇的魔术师——唾液腺

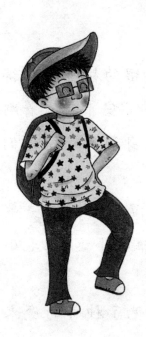

神奇的魔术师——唾液腺

"哎——你瞧瞧，这些残留的枝叶都变得软绵绵的。这，这是怎么回事?"安千儿看着刚刚看到的树叶有点害怕地对身边的小伙伴们说。

"还能怎么回事，被雨淋湿了呗。"麦麦罗很自然地接过话，还不忘推推毛小逗，让毛小逗发表自己的看法。

"这个啊，我想，我们遇见了神奇的魔术

师了。"毛小逗研究了看见的树叶，越发觉得这是个很神奇的舞台，他觉得这儿应该有一位神秘的魔术师正在表演。

"啊，在哪儿呢？"听到有魔术师，麦麦罗很感兴趣，要知道他平时在家没事的时候最喜欢看的就是魔术节目，看神秘的魔术师时而从手里变出一只扑棱着翅膀的鸽子，时而变出一朵玫瑰，或者一件衣服……魔术的世界太吸引人了。

"我们在明处，他在暗处呗。"毛小逗边仔细研究周边的东西边不经意地回答道。

"哦，你竟然还知道我在暗处，知道的不少哦。"在麦麦罗和安千儿也歪着小脑袋和毛小逗一起观察的时候，突然从他们身后传来一个爽朗的声音。三个小伙伴被吓了一跳，后退一大步仔细搜寻声音的来源。

"你，你，你是何方神圣，敢，敢不敢现身？"麦麦罗一个跳脚躲在毛小逗身后，还不忘招手让安千儿过去。

"我啊,我就是你们口中神奇的——魔术师。"爽朗的声音里带着一丝笑意,"嗯,请你们站好,我将联合我的助手给你们表演一场惊心动魄的魔术。"

"好啊,好啊。"听到有魔术表演,麦麦罗忍不住拍手了。

"表演不成问题,可是我们需要一个道具,你们三个有谁敢勇敢地站出来呢?"一直躲在暗处的伟大魔术师顿了顿又开口了,"友情提示,道具会有很大危险哦。"

"啊,有危险?"刚准备举手的麦麦罗又偷偷把手藏在了背后。这么吓人,当道具还会有危险,记得自己以前看的魔术表演,道具都是安全的啊,这也太吓人了吧!

"那个,可不可以换个道具啊?"安千儿也非常想看神奇的魔术表演,可是当道具会有危险,那可绝对不可以。

"呃——"神秘的魔术师眉毛微微一挑,语气有点变了,他似笑非笑地看着小家伙们,

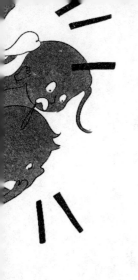
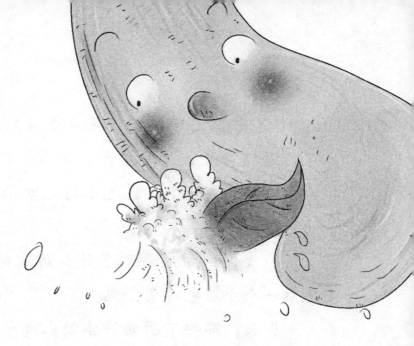

"那就让你们看看,我怎么把新鲜的树叶变成我想要的形状吧。"

原来在小家伙们的脚底下还有一片小树叶。这个,这个可怜的小树叶要被拿去当道具用,太可怜了。安千儿的同情心开始泛滥,可是等她想要阻止时,小树叶已经被莫名其妙的液体包围了。

"小家伙们,接下来就是见证奇迹的时刻。"神秘的魔术师的声音蓦地变得有点严肃了。

"啊,怎么会这样。"安千儿忍不住惊呼,还不忘对麦麦罗说,"幸亏我们没去当道具。"

　　"是啊，太可怕了，差点变得软绵绵的了。"麦麦罗这个平时经常夸自己是男子汉的人被吓得满头大汗，连毛小逗也紧张得手心出汗了。

　　小伙伴们到底看到了什么厉害的魔术，竟然一个个脸色都变了呢？

　　原来，那些不明的液体缠上那个孤零零的树叶后没多久，树叶就变得软绵绵的，然后在三个小伙伴害怕的目光中，滑向前面黑暗的隧道。这，这也太恐怖了吧。

　　"你们，你们到底是干什么的？"麦麦罗坚

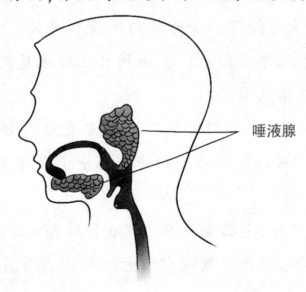

唾液腺

决不信这些家伙是魔术师，哪儿有魔术师这么残忍地对待自己的道具的。

"我们啊，在口腔的世界里，我们堪称最伟大的魔术师！"爽朗的声音对小家伙们的反应很是满意，他的话语里不禁带了些得意，"你们别担心，我可舍不得伤害你们哦。"

"你，你到底是干什么的？"毛小逗竟然把麦麦罗问过的问题又重新问了一遍，难得他也感到紧张。

"好吧，我就做一下自我介绍吧。"爽朗的声音除去了那些神秘的面纱倒是好听得很，"我其实是唾液腺，我们总共有三对，是左右对称的。我们会分泌出唾液，唾液中的酶可以对淀粉进行初步的消化。你们都知道，食物进入嘴巴后要被牙齿反复咀嚼，而这个时候口中的唾液腺，也就是我们，就会分泌出唾液，那么食物就会和唾液混合在一起。正如刚才你们所说的那样，我们可是伟大的魔术师，而唾液是我们最最重要的助手，我们这个伟大的助手会把食物变成你们容易咽下去的形态。当然，我们这个伟大助手的用处不仅仅是这样的，他还会变身为口腔里的警察叔叔，把那些有害的坏蛋从你们的口腔中抓走。在未进食前，这个伟大的助手唾液也有工作要做，他的流动还可以洗掉那些能引起牙齿腐蚀和其他疾病的细菌。他含有的一些抗体和酶，如溶菌酶，可以分解蛋白质，也可以直接杀灭细菌。其实魔术里助手是很重要的，就像我们的助手唾液，他的作用你们已经见识过了吧。"

神秘的魔术师鞠了一躬，准备谢幕，他看了看三个目瞪口呆的小家伙，忍不住笑了："小家伙们，你们放心，我们不会伤害你们的，祝你们接下来的旅途愉快。"

三个小伙伴就这样愣愣地看着这个神秘、伟大的魔术师转身离去……

第5章

路遇交警哥哥——会厌软骨

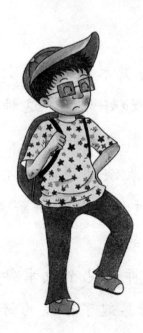

路遇交警哥哥——会厌软骨

观看过一场惊心动魄的魔术表演后，小伙伴们显然对未知的路途更加好奇了，这种新鲜感促使他们加快脚步朝前方走去。

麦麦罗很想再看场魔术表演，虽然刚才那场表演有些可怕，但是经过魔术师的讲解，他觉得那个魔术还是很好玩的。

"哎，你说，我们会不会再遇见个魔术师呀？"麦麦罗对神秘的魔术世界起了很大的好奇心，他希望在未来的旅途中可以再睹魔术师的风采。

"应该不会了吧，哪儿有那么多的魔术师啊。"安千儿看了一眼毛小逗，见他只顾着往前走，好像没有要回答麦麦罗的意思，便主动开口。

"好可惜，好可惜，好可惜啊。"麦麦罗真的觉得很可惜，可是他发现，不管他怎么念叨，毛小逗都是铁着一张脸。这个样子，麦麦罗可有点不能接受。

"喂，好搭档，你饿了？"他上前拽了拽毛小逗，等毛小逗转头看自己时，他很关切地问道。

"没啊，怎么了？"毛小逗一脸迷茫地看着身边的小伙伴，不知道他哪根筋搭错了，竟然主动关心起自己来了。

"那你板着一副冰块脸给谁看呢？我还以为你饿得没力气笑了呢。"麦麦罗抓着机会赶紧和毛小逗开起了玩笑。

"无聊。"毛小逗盯着麦麦罗看了很长时间，然后以两个字结束了他们之间的对话，继续往前走。走了几步之后不忘回头吓唬他们，"小心突然再出现个魔术师拿你当道具。"

这句话很有威力，不只吓到了麦麦罗，也吓到了安千儿。两个小伙伴赶紧跟上去，也不在后面磨蹭了。用麦麦罗的话说就是"好朋友要有祸同当"，如果要当道具的话不如一起当。

"注意，有食物要通过了。"三个小伙伴听到了很响亮的提醒声。这个话语怎么这么熟悉，像是在哪里听到过？他们微微一愣，突然同时明白过来：这，这不是路口值班的交警嘛。

每次放学走到那条马路上时，就会有个很帅气的大哥哥吹一声口哨，然后对小伙伴们说："注意，绿灯了，你们可以过去了。"

"啊，原来人体内也有交警哥哥啊。"安千儿顿时好奇起来，她想知道，人体里的警察哥哥是不是也穿着帅气的警服呢。

"交警哥哥，那现在是不是绿灯啊，我们可不可以过去呢？"麦麦罗忍不住喊了起来。好麻烦，找了大半天竟然没看到红绿灯，这可怎么办。

"欢迎三个小家伙，你们现在要通过这道

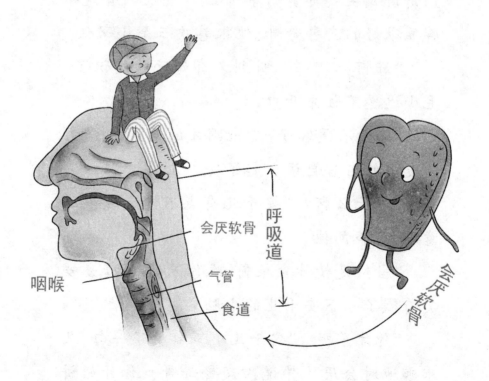

咽喉　　　会厌软骨　　气管　　食道　　呼吸道　　会厌软骨

门，经过食道前往胃所在的方向了哦。"交警哥哥很热心地给小家伙们解说。

"啊，我们现在是在哪里呢？还有，交警哥哥，你就只是指挥交通吗？"毛小逗很好奇地问道。这个问题也是两个小伙伴想知道的。

"我啊，我是会厌软骨。现在，除了你们三个之外没有其他的食物，我就先停下来给你们讲讲我主要负责的事情吧。"会厌软骨是个脾气很好的交警哥哥，他很喜欢三个小家伙。

"好啊，好啊。"听到又有好玩的知识了，毛小逗忍不住先开口。

"终于有笑容了，看来刚才的确是饿了。"麦麦罗的自言自语引起了安千儿的注意。

"为什么啊？"安千儿有点不懂麦麦罗的意思，小声问他。

"当然是精神食粮啊，瞧你笨的。"麦麦罗笑着戳了一下安千儿的小脑袋。

"你才笨呢。"安千儿小声嘟囔了一句，又乖乖地对会厌软骨说，"交警哥哥，你开始讲吧。"

"嗯嗯，鼻子吸入的空气和经过牙齿咀嚼的食物都会经过咽喉，之后呢，就各自走各自的路，空气会进入气管，食物就会进入食道……当然，气管是在食道前面的哦。这由咽喉下方的我们——会厌软骨决定。当人体吸气时，会厌软骨静止不动，让空气进入到气管中。当人体吞咽时，一方面软腭会向后延伸，阻止食物进入鼻腔，另一方面喉的上升，会令会厌软骨像门一样，将气管口覆盖，让食物进入食道。"

"由此也可以知道，在吞咽的那一刻，你们的呼吸是暂停的哦。吞咽完毕，软腭、喉、会厌软骨迅速恢复原位，于是呼吸就可以照常进行了。"

"这时，食物就进入到食管了。就好比现在，你们可以从这边走过，然后顺着食道走下去，直到走到食管的末端，就会看到一个小门，那里就是胃了。"

　　讲完这些后，会厌软骨吹了一下口哨，示意小家伙们可以过去了。

　　三个小伙伴对亲爱的"交警哥哥"——会厌软骨挥了挥手，开始往食道的方向走去。

第5章

. . . .

古老的红色★宫殿——胃

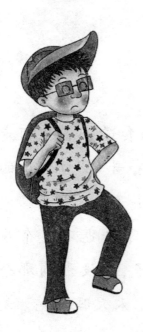

古老的红色大宫殿——胃

①很可爱的小门——贲门

三个小伙伴顺着长长的食道一直走啊走啊,走了好久,都没看到"交警哥哥"口中说的小门,麦麦罗有点不想走下去了。

"喂,我说,我们这样走下去也不是个事儿啊,你看,都走了这么久了,还没看到那个小门。"麦麦罗说着准备坐下来大睡一觉。麦麦罗在心中抱怨道：这都是什么事儿啊，莫名其妙地进入了大巨人克洛奇的嘴里，莫名其妙地走了这么长的路。虽然路上学到了很多好玩的知识，可是，可是他是真的不想再走下去了，他想回家，想回去吃妈妈做的好吃的。

"嗯。"毛小逗点点头，犹豫了一下，又继续往前走去。

"喂，毛小逗，你怎么还在走啊？"麦麦罗一看毛小逗继续往前走便喊了他一下。

"你听过小猴子挖井的故事吗？"毛小逗并不回答，反而问他听没听过这个故事。

"我听过，我听过。"安千儿抢先举手道。这个故事妈妈给她讲了好多遍呢，她当然知道了。

"什么小猴子挖井啊？我只听过猴子捞月亮。"麦麦罗这样说着，还是好奇地跟了上去，"哎，小千儿，你给我讲讲。"

"喂，罗麦麦，我叫安千儿。"每次麦麦罗喊她"小千儿"时，她总是以"罗麦麦"回敬他。

"好了,好了,安千儿,你给我讲讲'猴子挖井'的故事呗。"麦麦罗这个时候可不想和她在这儿闹,他只想听毛小逗说的那个故事。

"小猴子挖井就是说啊,从前有只小猴子想要在自己家的院子里挖一口井,可连着挖了三天都没有水,他不高兴了,扔了铁锹决定不再挖了。猴妈妈走过来摇摇头,拾起铁锹没挖几下就有水了。"说到这里安千儿故意顿了一下,看着麦麦罗,"你认为猴妈妈为什么可以挖出水来?"

"你以为我是白痴啊,不就是小猴子就快挖到了,结果他半途而废了呗。"麦麦罗特鄙视地看了安千儿一眼:这么简单的问题,虽然自己没听过这个故事,可这个还是知道的。

"对啊,不能半途而废,指不定那个小门就在前……"安千儿嘴里那个"面"字还没说出来,便愣愣地指着前面喊道,"快看,快看,那个小门,是那个小门哇。"

顺着安千儿手指的方向,小伙伴们果然

看到一座可爱至极的小门。看来安千儿那个故事说得好啊，才坚持着没走几步，竟然走过了那个黑乎乎的隧道——食道，看到了小门。

"哇哇，真的，好可爱的小门啊。"

安千儿的大声喊叫惊醒了刚刚忙完准备休息的贲门，他不可思议地望着眼前这个又蹦又跳的女孩：哎哟，心脏病都快发作了，怎么能这么吓人啊。

"咳咳咳，我实在不该打扰你狂呼，但是你这样子我心脏病会突发的，小家伙。"贲门忍了又忍还是开口了。

他这一开口吓到了一群人，哦，当然，这一群人也就三个而已。

"啊，小门竟然会说话。"安千儿那声"啊"吓得贲门赶紧去捂耳朵。怎么有这么能闹腾的小家伙啊，这是怎么回事，谁放他们三个进来的？

"那个，你先做个自我介绍吧，可爱的小门。"安千儿竟然不觉得害怕了，有点好奇地

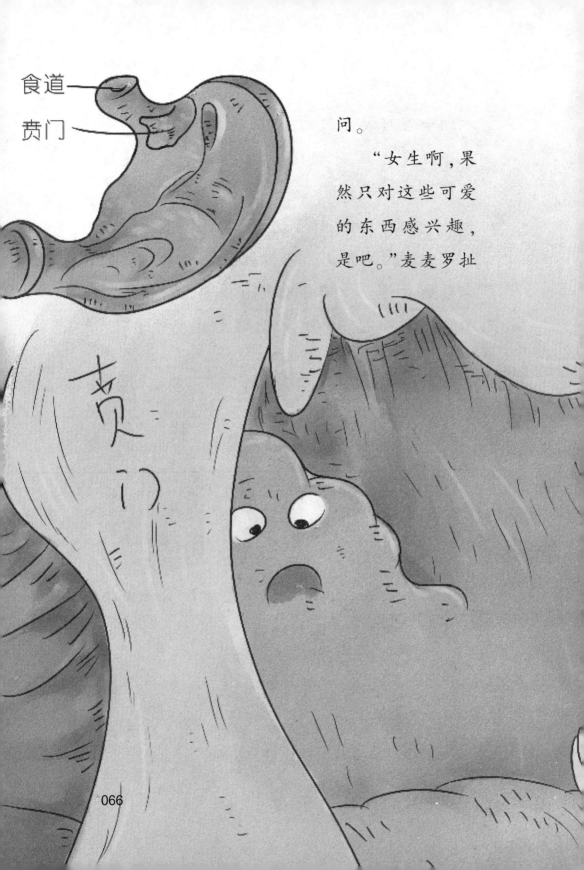

食道

贲门

问。

"女生啊，果然只对这些可爱的东西感兴趣，是吧。"麦麦罗扯

066

了扯毛小逗，"还是我们男生好，只对魔术感兴趣。"

"那是你，我只对知识感兴趣。"毛小逗有点不屑地瞪了瞪麦麦罗，转身去看安千儿口中"可爱的小门"。

"嗯，好，好。我叫贲门，位于食道的末端，是要进入胃这个大宫殿必经的门。"贲门觉得反正都被他们吵醒了，不如就给他们讲讲自己的作用吧，"我呢，是胃这个大宫殿的入口，是一道暗藏玄机的大门哦。只要有食物到达这里，我会突然打开，一旦食物通过我进入胃里，我会马上关闭。我可是避免食物反流的第一个机关哦。我是胃与食管相连的部分，是胃上端的入口，我的四周有肌肉能舒缩，这就是为什么我可以避免食物反流的重要原因。也正是因为这个原因，你们人类身体即使在平躺和倒立时，胃内的食物也不会反流进入食道的。所以，别看我只是个小小的门，当然我也不是小姑娘口中说的可爱的小门了，但我却是作用很大的贲门哦。"

"小家伙们，还等什么，我现在要让你们通行了哦，你们将进入古老的红色大宫殿——胃。"贲门边说边打开，让小伙伴们走了过去。

"再见，小家伙们，旅途愉快。"贲门以最快速度在他们身后关闭了。

②古老的红色大宫殿——胃

"哇，这里竟然有红色的大墙壁，真美啊。"安千儿望着这个奇妙的美丽宫殿忍不住赞叹道。

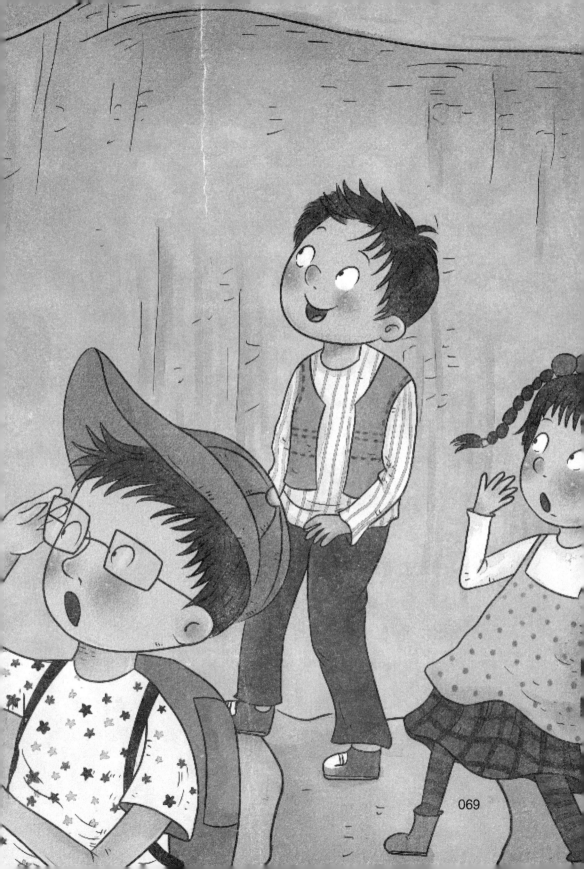

"是啊,是啊,这么美。幸亏我们刚才坚持着走到贲门那儿,不然都不能进入这个美丽的红色大宫殿。"麦麦罗也忍不住赞叹道。他边说边用手碰了碰红色的大墙壁。

"哎哟,怎么软乎乎的?"麦麦罗像是受到了惊吓,赶紧收回了手。但当发现并没什么事情发生后,又忍不住用手摸了摸刚才的地方。

"这就是人的胃啊,像个大口袋。"毛小逗也忍不住用手碰了一下。

"这明明是大宫殿。俗人,太俗了。"麦麦罗时刻不忘打击毛小逗,亏得语文老师还曾夸毛小逗作文写得好呢,怎么会这么俗气,还不如自己和安千儿呢。

"大口袋和大宫殿不冲突吧。"毛小逗并不想和麦麦罗争辩下去,低低地说。

"这里真大啊。"安千儿又忍不住惊呼道。

小伙伴们刚进入这里顿时觉得豁然开朗,和在食道中的憋闷拥挤形成强大的反差。这儿就像一个红色的大宫殿,胃壁好像粉红色的天鹅绒壁挂闪闪发光，纵横交叉的胃壁肌就如同宫殿屋顶上错落有致的房梁椽子，又好像特意挂上去的各种挂饰，柔美地相互交错着，看上去又美好又威严。

"欢迎小家伙们的到来。"柔美慈爱的声音传来时，小伙伴们正在研究那些粉红色的胃壁。

"啊，有人说话。"安千儿的脸上满是幸福的表情，"很像妈妈的声音。"安千儿的妈妈是个护士，平日里温柔慈爱，和麦麦罗的妈妈完全不一样。麦麦罗听到安千儿这样说，首先想到的是自己的虎妈，虽然她平时对自己特别严格，但是这会儿没见她，还挺想她呢。

"你就是胃？"毛小逗有些不确定地问，毕竟之前贲门已经说了，经过他就可以进入古老的红色大宫殿——胃。

"我就是。好聪明的小家伙。"柔美慈爱的声音遍布整个大宫殿，小伙伴们之前的担心瞬间化为乌有。在进来之前，小伙伴们曾经担心胃是个爱乱发脾气的大叔,那样的话自己岂不是撞枪口上了?还好,她是个温柔慈爱的阿姨。

"胃阿姨,你要不要先做个自我介绍呢?"安千儿想到之前遇见的牙齿哥哥啊,舌头姐姐啊,魔术师啊都做了自我介绍,现在

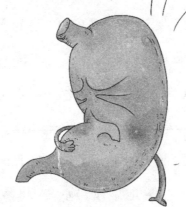

要想更进一步地了解胃阿姨,自我介绍当然是必不可免的。

"刚才不是被毛小逗猜对了嘛,你都知道是胃阿姨了,还做什么自我介绍啊。"麦麦罗嬉皮笑脸地说道。他觉得安千儿真笨,自己明明都喊人家胃阿姨了,还让人家做自我介绍。

"哼，我又没和你说话。我说的自我介绍是请胃阿姨给我们详细地说一下胃的作用啊，习惯啊什么的，跟你有什么关系。"安千儿本来没准备搭理麦麦罗，可是看他嬉皮笑脸的样子，忍不住回了两句。

"你们别一直吵了，还是听听胃阿姨要说什么吧。"毛小逗忍不住打断两个人。哎，这个麦麦罗也真是的，平时和自己较真就行了，怎么没事还要逗安千儿呢。

"嗯，就是，小家伙们，你们别闹了。"胃阿姨看着三个小家伙，心里很是欢喜，"我啊，就再做个详细的自我介绍吧。我呢，就是你们人体的胃。哦，对了，刚才那个小家伙说的也对，其实啊我还真就是个大口袋呢，装满食物的大口袋。"

"成年人的胃容量有 1200~1400 毫升，嗯，那是多大呢，等你们见过 1000 毫升的牛奶时就可以想象到我装满食物时到底有多大了。胃这个大口袋呢，最主要的作用就是消化,当然我也可以储存食物。"

"我是一个大的蚕豆形肌性空腔脏器,包括三个部分:贲门、胃体和胃窦。我刚才已经说了,我是储存食物的器官,可以有节律地收缩,并使食物与酶混合。我的表面细胞分泌三种重要的物质,它们分别是黏液、盐酸和胃蛋白酶(一种能分解蛋白质的酶)前体。"胃阿姨顿了顿,然后有点苦恼地说。"不过,即便是这么强大的我,有时候也会生病的。"

"啊,胃阿姨会生病?"安千儿有点不可思议。

"是胃病吗?"麦麦罗这句话刚问出来就看到毛小逗在对着他竖拇指。麦麦罗之所以会知道是因为自己的妈妈有时候会胃疼,想到辛苦的妈妈还要受胃疼的折磨麦麦罗就觉得鼻子酸,想掉眼泪。

"那胃阿姨,你知不知道怎么会胃疼呢?"毛小逗的这个问题也是麦麦罗非常想知道的,找到胃疼的原因告诉妈妈,注意防范是不是就会治好妈妈的胃病呢。

"这个啊，我当然知道。"胃阿姨决定告诉这些小家伙们，"如果食物在口腔里咀嚼不充分，会加重我的负担的，由于紧张导致的消化液分泌不充分更如雪上加霜。有的人因为工作学习不规律，不按时吃饭，处于饥一顿饱一顿的状态，让我很不适应。人的胃是不能和骆驼的胃相比的，暴饮暴食，对骆驼来说依旧可以沉着高傲，悠闲自得，但对人来说，却是极度的痛苦。"

"还有些小家伙和你们一样爱吃零食，不按时吃饭，破坏了胃液分泌的规律，使胃经常没准备地开始忙，得不到合理的休息而积劳成疾。虽然听起来，我们是一个劳苦功高、任劳任怨的人，但是有时候我们也可以任性一下。"说到这里，胃阿姨忍不住脸红了，她扭捏了一下继续开口说，"遇到不喜欢的朋友也可以耍耍小姑娘的倔脾气。我们不喜欢的朋友主要有以下几个，排在第一的就是油腻的脂肪了,这可是我们最不欢迎的。然后便是我们最害怕的冷美人,他就是你们吃的冰激凌之类的。一个肯德基的'圣代'就可以让我的体温下降 10 摄氏度以上,在我重新暖和起来之前,我的工作就只好暂停了。"

"虽然我很敏感,可是我也是很强壮的,就像一个威武健壮的武士,身体素质很好的。有时候从口腔进入的食物会偷偷带些小小的坏家伙,但是我分泌的胃液可以让这些坏家伙一命呜呼的。当然,总会有漏网之鱼了。"

"小家伙们现在知道了吧,以后你们一定要按时吃饭,不要吃生冷的东西。我要说的就这么多了,你们现在可以在这里随便转转,自己参观了。"胃阿姨一口气说了这么多,决定好好休息一下,让小家伙们自己随便看看。

"啊,好可怜的胃阿姨哦。"安千儿可怜兮兮地拽了拽毛小逗,"以后我们一定要保护好自己的胃,不能让我们的胃和胃阿姨一样。"

"嗯,是,这点我同意小千儿的。"麦麦罗

又忍不住和安千儿开玩笑了。

"哼，不想搭理你，罗麦麦。"安千儿只会用这样的话来回敬麦麦罗。

"好了，好了，我们还是看看周围有什么好玩的吧。"毛小逗适时出来打断了两个人。

③再遇神奇魔术师——胃液

难得能在这个大宫殿里好好地参观，小伙伴们就开始自由活动了。说是自由活动，其实也都没敢跑得太远，因为对于这个未知的世界，他们多多少少还是有点恐惧的。

麦麦罗一边小心翼翼地看着这个大宫殿里的东西，一边好奇地问毛小逗："哎，你说食物进入这里之后会怎么样？"

毛小逗摇摇头。他也不大懂，只是很仔细地看着周围的东西，想着这些或许会告诉自己一个答案。

"哇，快看。"安千儿大惊小怪的样子让两

个小伙伴很是奇怪，怎么这个小姑娘这么不稳重呢，看到什么都要大喊。

"你一惊一乍的，很是吓人啊，小千儿。"麦麦罗边朝安千儿的方向走去边和她开玩笑。

"哼，下次有好玩的，不让你们看了，我自己看，罗麦麦。"安千儿小朋友连生气都这么可爱，怪不得麦麦罗总是和她开玩笑呢。

"好了，好了，别闹了。"毛小逗觉得自己的搭档真是没救了，平时没事就喜欢和自己较劲，这下可好了，他又开始和安千儿较真儿。哎，这个麦麦罗啊。

"啊，这里都是什么啊？"麦麦罗在走到安千儿旁边的时候，也忍不住喊了起来，完全忘了刚刚自己还说安千儿一惊一乍的很吓人呢。可是你瞧瞧，这才多久啊，他自己也开始一惊一乍了。

"你看看，你还说我呢，你自己不也是嘛。"安千儿好不容易找到了机会当然要说麦麦罗几句。谁知麦麦罗竟然不乐意了，他身子一侧，笑着说："再乱说，我就把你推进这个大垃圾场。"

"哼。"安千儿其实很胆小，她有些害怕地扭过脸对毛小逗喊道，"毛小逗，毛小逗，你觉得这个像不像食物海呢？"

毛小逗上前看了一眼，的确，这个奇奇怪怪的大池子里全部是液体和那些已经分辨不出是什么的果子，软绵绵的。等一下，这个"软绵绵"的东西让毛小逗觉得有点熟悉。

"我觉得，我们又无意间闯入了神奇的魔术师布下的大场景里了。"毛小逗此话一出，立刻引得两个小伙伴上前围观。什么，又闯入了神奇的魔术师布下的大场景里？

"哇哇，是不是又可以看魔术表演了呢？"麦麦罗此时开心的是还可以看到魔术表演，根本没注意到毛小逗脸上略微担心的表情。

"哈哈，哈哈。"在三个小伙伴试图找到魔术师到底藏在哪里时，有个爽朗的笑声从四周传来。或许是这个古老的大宫殿太宽阔的原因，竟然有点回音的味道，而且听上去有点吓人，三个小伙伴不免有些害怕。

刚才还在嚷嚷着要看魔术表演的麦麦罗也安静下来了，因

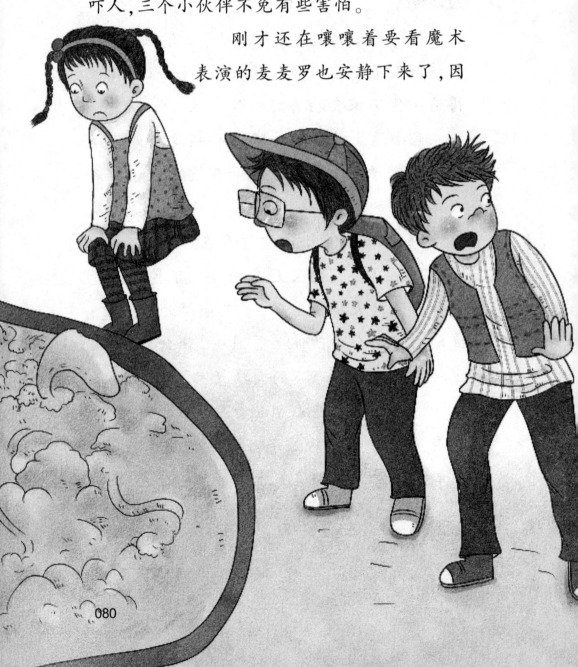

为他分明从刚才那个笑声里听到："怎么，你们不是要看魔术表演吗？"

在三个小伙伴都紧张地彼此捏着手不敢出声的时候，爽朗的声音再次传了出来。

"怎么，是不欢迎我的表演吗？"在许久未听到小家伙们的声音后，神秘的魔术师显然是有点生气了，他话里的怒意更是吓坏了几个小孩子。

"不，不，不是。"麦麦罗咬了咬牙，接过话腔，"我，我们不要被当成道具。"

"哦？"神秘的魔术师在说这个"哦"字时尾音微微上翘，这让三个小伙伴更觉得他可怕了。

"不需要你们当道具，你们看看那个池子。"神秘的魔术师微微一笑，"你们以为那些果子软绵绵的，完全看不出来是果子是为什么啊，这正是我今天要表演的魔术。哦，对了，这个魔术还有个很好听的名字，叫凭空消果子。神奇吧，哈哈哈。"

在他的大笑中，三个小伙伴的脸色都变了：这，这也太恐怖了吧，怎么就莫名其妙地闯入这个大宫殿了呢，怎么就莫名其妙地遇见这么个暴怒的人了呢？

"那个，你的这个魔术是不是和我们之前见到的唾液腺魔术师的魔术很像啊？"还是毛小逗沉着冷静，他先问出了自己好奇的话。

"哦，好聪明的家伙。"神秘的魔术师这次的声音中竟然有了些赞扬之意，"是有异曲同工之妙，看在胃阿姨的面子上，我就不为难你们了。欢迎你们的到来。"

听神秘的魔术师说不再为难他们，三个

小伙伴吊在半空的心终于落了下来。麦麦罗好奇地问："那伟大的魔术师哥哥，你可不可以给我们解密一下你的魔术呢？"

难得遇到这么崇拜自己的人，神奇的魔术师当然同意了。他微微一笑，开始解密自己的魔术："嗯，在这之前呢，我先给你们做个自我介绍，我是神奇的魔术师胃腺，接下来，将由我带领你们进入一个奇迹般的世界。"

"这里，不得不提我的助手胃液。在介绍之前要先告诉你们一下，只要有食物进来，胃壁就会自动分泌出消化液。比如我们平时吃的鸡蛋、面包、火腿啊等等好吃的，只要它们进入到这个大宫殿里，胃壁就会分泌出消化液。这些消化液其实就是我的小助手——胃液，而胃液的分泌就需要我们胃腺，在你们吃东西时，我会自动分泌很多的胃液。"

"刚才我说过了，胃液其实和之前你们遇到的唾液有着异曲同工之妙，只要你们看到好吃的或闻到好闻的东西或自己喜欢吃的东西,胃液就会因为受刺激而分泌出来,比如你们喜欢吃糖果,那么只要看到糖果,我们就会分泌出很多的胃液来。"

"我这个助手呢,可是很强悍的,他的主要作用就是消化食物、杀灭食物中的细菌、保护胃黏膜以及润滑食物,使食物在胃内方便通过,等等。"

"胃液的酸性很强,在里面待太久会被溶解的哦,不过,你们不用担心,我不会让他们伤害你们的,小家伙们。"

虽然之前听到的很吓人,可是神秘的魔术师最后一句话倒是给小伙伴们吃了一颗定心丸。知道他不会伤害自己,小伙伴们不免胆大起来。

"既然胃液酸性很强, 不怕伤害胃阿姨吗?"难得麦麦罗先开口提问题,安千儿有点不敢相信地看着麦麦罗,原来这个家伙也有正常的时候啊。

"是啊,我也很好奇。"麦麦罗问的话刚好

是毛小逗也想知道的。

"这个嘛。"神奇的魔术师顿了一下，又恢复了刚才的口气，"反正我现在也不太忙，就给你们说说吧。事实上，胃液在消化食物的同时，也对胃壁有一定的损害作用，那就是造成一些细胞的死亡。但，这个你们不用太担心，胃阿姨是有很强的再生能力的，因此这种损害仅仅是暂时的，她可以很快恢复如初。"

"在胃的内部还有一层抗腐蚀的黏膜，他们可是保护胃阿姨的勇敢小士兵。一旦胃黏膜受到损伤，胃液就会'消化'胃壁。所以你们平时一定要营养饮食，保护好自己的胃，不要暴饮暴食，不要狼吞虎咽，少喝碳酸饮料，少吃油炸食品。"

"此外，还要讲究卫生，不让外界的细菌和病毒对胃阿姨造成伤害，胃阿姨有时候像个敏感的小姑娘，你们的喜怒哀乐都会导致她情绪的变化哦。能讲的也就这么多了，刚才胃阿姨已经关照过我给你们指出去的路，你们瞧,那边那个门就是出去的地方,你们再往前走,就有机会回家了。再见了,小家伙们。"

虽然胃腺这个神奇的魔术师哥哥容易暴怒,可是他也很喜欢三个小家伙,刚才不过是吓唬他们而已,现在在他的指路下,三个小伙伴朝出口走去。

"再见,伟大而神奇的魔术师。"麦麦罗在走到门口时突然回头,招了招手。而一直隐在后面的魔术师胃腺轻轻扬起了嘴角,他笑了,

第7章

美丽的红色★草原
——小肠车间

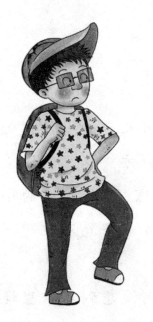

美丽的红色大草原——小肠车间

①美丽的红色大草原——小肠车间

从红色的古老大宫殿出来后，小伙伴们又步入了神秘的谜一样的地方。这里远远看上去颇有"风吹草低"的味道，那些细绒的小红草们顺着风四处摆动。麦麦罗忍不住蹲下身子用手抚摸了一下。

"以前只见过绿草红花，没想到在这里还

可以见到红色的小草，太可爱了。"安千儿也忍不住蹲下来好奇地四处乱瞅。

"哎，你说，我们这是到哪儿了呢？"麦麦罗忍不住开口问毛小逗，"不会是大草原吧？太神奇了。"

"嗯，很像。"毛小逗刚说完就看见麦麦罗试图去拽那些小草，及时地制止了他，"喂，不要。"

"呃，我就是想要拽一点点拿回去收藏，没别的意思。"被毛小逗制止后，麦麦罗觉得好可惜，本来想多拽点这些红色的小草拿回去给同学们看，结果却被他阻止了。

"一点儿都不要拽。"毛小逗觉得真该好好教育一下自己这个调皮捣蛋的搭档了，"你知不知道，这些小草肯定都有他们的用处的，怎么能随便乱拽呢？再说了，这可是在大巨人的体内，如果在你体内拽点东西出去，你愿意吗？"毛小逗想了想，觉得应该让麦麦罗真真实实感觉到疼才行，于是他边说边拽了一下麦麦罗的头发。

"喂,你干什么呢,毛小逗,君子动口不动手,你怎么拽我头发啊?疼死了。"麦麦罗立刻跳了起来。他对毛小逗的这一举动有些生气,虽然从小和毛小逗争吵不断,但是何时这样动过手啊,很疼啊,真是的。

"你瞧,他不过拽了你一根头发你就跳成这样,你要是拽了一把小草,大巨人该多疼啊。"毛小逗还没来得及开口,安千儿适时地开口教育起了麦麦罗,"我们都要站在人家的立场上想想嘛,是不是啊,麦麦罗。"

"是,是,是,你们两个联合起来欺负人啊。"麦麦罗捂着自己的头,往后退了一步。他觉得毛小逗真是个危险人物,以后还是离他远点好。

"我觉得,你应该对小草们道歉。"安千儿托着下巴想了一会儿说。

"嗯,是。"毛小逗完全同意安千儿的说法。

"什么，让我道歉，我只是想拽，并没有伤害他们啊。"麦麦罗觉得作为一个大男生去道歉多别扭啊，他继续嘴硬，"再说，再说，就算是道歉了他们也听不懂啊。"

"谁说我们听不懂。"

"就是，就是。"

"他是不好意思，嘻嘻。"

麦麦罗话音刚落，就传来了嘻嘻哈哈的声音，这些声音听上去很稚嫩。当然，更多的是活泼。

"哇，你们不会就是红色的小草精灵吧？"安千儿觉得太神奇了，竟然看到了会说话的小草精灵，她们的声音真好听。

"啊……精灵？"

"嘻嘻，大姐，她说我们是小草。"

"我们才不是小草呢。"

"好了，好了，你们都先别说话。"在叽叽喳喳的声音过后，有个稍微年长的大姐站了出来，"嗨，欢迎小家伙们，当然也谢谢你们没

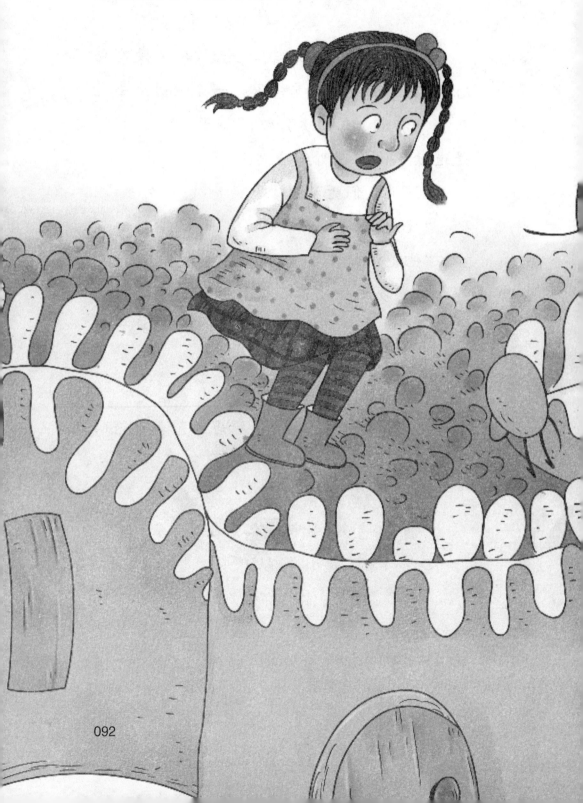

有伤害我们。"

"呃。"这下是麦麦罗觉得不好意思了，刚才明明是自己有错在先，可自己却没认错。他挠了挠头把目光投向毛小逗，他其实是害怕搭档嘲笑自己，不过让他没想到的是，他看到的却是鼓励的目光；转身再看一直被自己捉

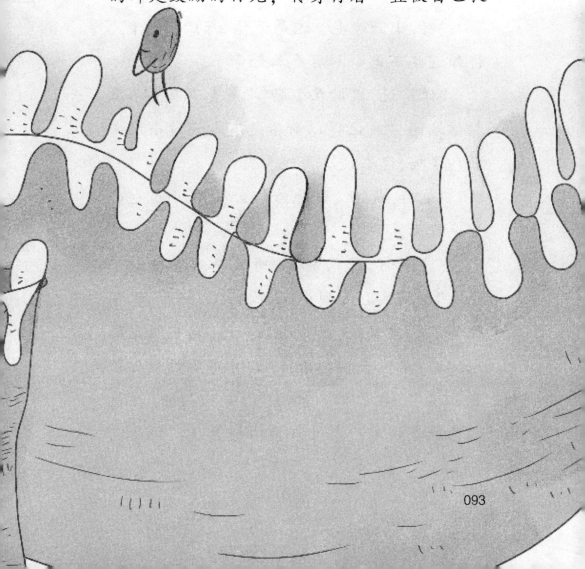

弄的安千儿，得到的也是同样的目光。

"对不起。"麦麦罗终于鼓足勇气道歉了。

"不需要说对不起的，你又没伤害我们。"稍微年长的大姐姐说话很好听的，她微微笑了笑，"嗯，我忘记做自我介绍了，我们是小肠绒毛，可不是什么小草哦。"

"啊，小肠绒毛。这是干什么的？"安千儿得知这些不是小草后更加好奇了。

"你是说，我们在小肠？"麦麦罗有点不敢相信地问，"我记得以前不是有人说过小肠是丑八怪吗，怎么这么美呢？"

"是啊，是啊，这是为什么？"毛小逗也分外地好奇。

"这个啊，你们别急，听我一点点给你们说。"小肠绒毛看到小家伙们这么好奇，忍不住笑了，"这里呢，就是小肠。嗯，你们听说的也没错，单论长相的话，小肠肯定要被称作是丑八怪了，在你们人的腹部，弯弯曲曲、皱皱巴巴地盘旋着一条 8 米左右的管道，统称为肠子,小肠为5~7米,分为十二指肠、空肠、回肠三部分。它上面连着你们刚刚走过来的小门——胃阿姨的幽门，下面通到排泄食物残渣的大肠。"

"其实他并不像外表那么难看,用显微镜仔细观察的话，就会发现他其实是一个美丽的红色大草原。当然,你们现在是在巨人克洛奇体内，他的肢体结构可是你们人类的升级版,所以你们才可以看得这么清楚。"

"然后,就要说说我们了,在说我们之前要先说一下你们周围的那些环形褶皱。在小肠黏膜上有很多环形皱襞，上面生长着数不清的指状小肠绒毛,那就是我们。有时候微风吹过,你们就会看到我们随着小肠蠕动,温柔而有节律地摇摆着，可不就是你们之前说的风吹草低嘛。"

"其实,我们并不是光滑的,你们仔细看看,有什么你们觉得奇怪的没有？"小肠绒毛中的大姐姐笑着让小家伙们仔细研究自己和自己的姐妹们，想让小家伙们更加全面地了解自己。

"啊，你们身上怎么会有突起？"麦麦罗最先发现，忍不住大声喊了起来。

"不会，不会是淘气，磕的包吧？"安千儿很是担心地问。

"这个突起有很重要的作用吗？"毛小逗略一沉思问了出来。因为他仔细观察了，小肠绒毛上都有突起，并不是只有这个大姐姐有。

"嗯嗯，小家伙们，我们可不淘气哦，怎么会磕出这种大包呢。"小肠绒毛说到这里故意顿了顿，觉得小家伙们的胃口完全被自己吊起来了才不紧不慢地开口，"其实哦，每根小肠绒毛的表面都有一层微小的突起，这些小的突起其实就是小肠微绒毛。你们可能不知道，每一根个头很小的小肠绒毛上都有 1000~3000 根微绒毛。怎么样，神奇吧？"

"你们可不要小看这些微小的小家伙们，他们的作用可大着呢。正是因为他们的存在，小肠吸收养分的表面积比平滑的小肠管增加了600倍,几乎是身体表面的5倍。这些小家伙们可是从时间上保证了食物的充分吸收哦。"小肠绒毛大姐姐的脸上满是自豪的表情,尤其是在看到小家伙们脸上的崇拜表情时。

"哇,大姐姐,这么神奇啊。"安千儿忍不住又轻轻碰了一下这些神奇的小家伙,然后低低地说,"再见。"

"小家伙们,再会……哦,对了,你们是想出去的吧?"小肠绒毛突然问道。

"是啊,是啊。"麦麦罗连连点头。

"哎,怪可惜的。"小肠绒毛叹了口气,便不再说话了。

"大姐姐,你有什么话就直说吧。"毛小逗其实很想知道她说的"怪可惜"是什么意思。

"我本来以为你们还会把这个大世界游览一遍呢……没事,走就走吧,只是想到你们走了就没有再见的机会了,觉得很可惜。"大姐姐说完就继续休息去了，留下了三个各怀心思的小伙伴。

麦麦罗想到的是，大姐姐这样的话岂不是代表着自己快要出去了。

安千儿觉得有点伤感。而毛小逗的脑海里却闪出了一个念头，那就是，要把这个神奇的大世界好好地游览一番。

②酷酷的C形赛车弯道——十二指肠

三个小伙伴顺着这个弯弯曲曲的路走了好久，一会儿这样拐，一会儿那样拐，最后连安千儿都忍不住发牢骚了："哎，这条路好奇怪。"

"是很奇怪，像赛车车道哦。"麦麦罗记得很久之前看的关于赛车的动画片，里面的赛车弯道就是这样拐来拐去的，他还幻想着自己有一天也可以成为赛车手呢。

"嗯，是有点像。"毛小逗拍了拍麦麦罗的

肩膀,对于这个搭档的成长觉得很欣慰。当然这只是他心里的想法，他要是真的说出来肯定会被麦麦罗反驳回去的。

"是吗?"安千儿有点不确定地问。这个也太奇怪了吧,大巨人体内怎么会有赛车道,难不成那些被消化得差不多的食物还要进行比赛吗?

"就是了,你看我们未来的爱因斯坦——小天才毛小逗同学都说是了。"麦麦罗边说边

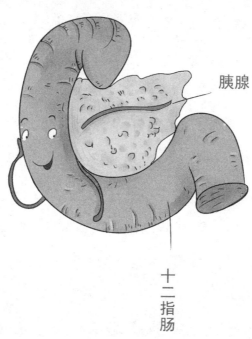

胰腺

十二指肠

把手放在毛小逗肩膀上，以此来显示自己和搭档的关系非常要好。

"我说的是有点像，没说是，好不好。"毛小逗赶紧澄清。

"什么啊，你刚才明明说的'是'。"麦麦罗没想到毛小逗竟然不给自己面子，就死咬着说他刚才说的是"是"。

"明明是有点像。"

"明明你说的'是'。"

"好了，好了。"安千儿大喊一声，两个正在争执的小伙伴终于停了下来，不解地望着安千儿。

"你们有什么好争吵的，管它是不是赛车道，都不要为了它伤了友谊。你们忘了吗，柯南剧场里曾说过，有时候伤害了一个朋友，可能连对不起都没来得及说出来就见不到了。这个时候，你们不好好商量着我们要怎么走，还吵吵吵……"安千儿小朋友很少这样说话的，她说到后面声音越来越小，连她自己也不知道一冲动都说了些什么话。

还好两个小伙伴互相看了一眼，忍不住同时笑了。

"好一个伶牙俐齿的小姑娘。"在麦麦罗和毛小逗想着要以什么话形容安千儿时，已经有个声音替他们回答了。

"啊，毛小逗，这谁啊，竟然抢我的台词。"麦麦罗边说边把头支在毛小逗肩膀上。真是的，这正是他刚才绞尽脑汁想到的台词，竟然被莫名其妙多出来的人抢走了。岂有此理！

"抢了我们耍帅的机会，着实可恶啊。"毛小逗也嬉皮笑脸道。但突然，他的脸色又变得沉重了，因为他想起来，刚才说那句话的人不是麦麦罗，也不是自己，当然更不会是安千儿，因为那明明就是男生的声音。这是怎么回事？

"哎，你怎么了，脸色怎么突然变得这么差。"麦麦罗把手在毛小逗面前晃了晃有点不解地问，刚才不是还好好的吗，这是怎么了？

"刚才抢你台词的人，不，不是你吧。"毛小逗结结巴巴地问麦麦罗。

麦麦罗犹豫了一下也明白过来了，不是自己，也不是毛小逗，这就说明了，这里还有人。这可把麦麦罗吓坏了，虽然一路上遇到的会说话的人不算少，但问题在于现在这个地方除了自己脚下的路之外，暂时没发现什么东西啊。那刚才是谁在说话呢？

"哟，小家伙们，这是怎么了呢？哈哈。"躲在暗处的声音里满是笑意。他觉得好玩极了，刚才还有说有笑的小家伙们突然一句话都不说了，是被自己吓到了吗？

"你，你是何方神圣啊？"麦麦罗大着胆子问了一句。安千儿这时才明白过来，原来这里除了他们三个还有别的人。

"我啊，不是什么神圣，不过是小小的肠子而已。哈哈。"这个自称为小小的肠子的家伙特别爱笑，因为他每句话后面都要加上两声一点都不可爱的笑声。

"小肠？"安千儿顿时想起那个大姐姐刚才说的话。哇，原来是小肠哦。嘿嘿，竟然让自己遇到了。

"呃，小姑娘啊，你猜的也对，也不对，哈哈。"这个小小的肠子的回答让三个小伙伴愣了，什么叫也对也不对啊。谁来解释一下，完全听不懂。

"什么叫也对也不对啊？"麦麦罗有点不解地问。

"你是小肠，但是你的名字又不是小肠，对不对？"毛小逗突然想起来了，随口问道。

"哇，这里竟然有个这么聪明的孩子。"小小的肠子终于步入了正题，"是的，我先来自我介绍一下吧。我就是你们口中的赛车弯道，十二指肠。哦，忘记给你们说了，我的形状你们经常见到，就是字母'C'啦。可爱吧。哈哈。十二指肠是属于小肠的，所以才说小姑娘的话也对也不对。嗯，我知道你们比较好奇我这个C形肠子为什么叫十二指肠，其实很简单，就是因为我们的长度呢，相当于 12 根手指并列横向的长度，大约为 25 厘米。我呢是小肠中长度最短、管径最大、位置最深、最为牢固的部分，可别小看了我噢。"

"我可不是花瓶。其实我还要接受胃液、胰液以及胆汁，这就造就了我的消化功能十分重要。我还会自己生产出消化腺分泌的消化液。至于消化腺呢，我也简单地给你们说一下吧。"

"消化系统呢可以分为消化器官和消化腺，消化器官就是食物移动的通道，而消化腺的功能就是分泌可以消化食物的消化液，比如你们之前遇到的唾液腺、胃腺，当然还有你们还没遇到但是很快就会遇到的肝脏、胰腺，等等。"十二指肠终于结束了自己的演讲，哇，好久没说话了，一次说这么多话可真有点受不了。

"太可爱了，十二指肠。哈哈，我记着你的名字了。"安千儿觉得十二指肠的名字太可爱了，想不起来的时候看看自己的手指就可以想起来了。

"是吗，是吗，我就知道我很可爱的。"十二指肠被夸得红了脸，不过很快他就恢复了常态，"小家伙们，我要去休息了，你们继续玩，真的舍不得你们啊。"

"再见。"麦麦罗挥了挥手，蹦到毛小逗身边，"哎，毛小逗，你说我们接下来还会不会遇到更加好玩的事情呢？"

"肯定会啦，走吧。"毛小逗拍了拍麦麦罗的头，然后两个人又开始打闹起来，安千儿对他们算是无语了。

③唯一的净土——空肠

三个小伙伴边走边闹着玩。对他们来说这些新奇的东西最好玩了，虽然有时候会被那些突然出现的家伙们吓一大跳，可是一路上遇到的都是很好的人。

"咦？"走了一会儿后，毛小逗觉得不对劲了，刚才到现在走了那么久的路，怎么除了他们三个人之外什么都没有见到呢？连食物的残渣都没有见。这有点不对劲啊。

"你'咦'什么呢？"麦麦罗顺着毛小逗的眼神看过去，什么都没看到，不禁有些好奇。

"哇，这里真干净啊，竟然没有一路上我们看到的乱七八糟的东西。"安千儿只是觉得这儿比较干净，并没有觉得有什么不妥。

"就是因为太干净才不正常。"毛小逗沉思一下，故作深沉地说。

"哼，干净才正常，好吧。"麦麦罗想起自己家的地板总是被妈妈拖得干干净净的，"这里肯定有和我妈妈一样勤劳的人。"

"问题是，这里目前除了我们没有别人啊。"安千儿托着小脑袋若有所思地看了看麦麦罗，又看了看毛小逗，"所以毛小逗才觉得奇怪吧？"

"嗯。"毛小逗点点头，继续观察着。

　　"呜呜，呜呜，呜呜……"似乎有谁在哭。起初听到哭声的小伙伴们愣了一下：这里有人在哭，哭的人会不会就是打扫卫生的人呢。这样想着，他们就开始四处乱瞅，试图找到那个人。

　　"呜呜，呜呜，呜呜，都不理我。"哭声越来越大，好像是从小伙伴们的四周传出来的。这可真奇怪，这里好像没有别人吧。

　　"你，你是谁，你为什么哭？"麦麦罗忍不住喊了起来。真奇怪，这个人怎么一直在哭，是怎么了呢？

　　"呜呜，呜呜，呜呜，从来都没有人愿意理我。"听到有人问自己，神秘人哭得更厉害了。

　　"呃，你先别哭，好不好。"安千儿也不知道该怎么安慰这个一直啪嗒啪嗒掉眼泪的家伙，"你有什么不开心的事就说出来，我们可以陪你说说话啊。"

　　"嗯，是啊，先别哭了。"毛小逗也忍不住接上了话茬。

　　"好，我不哭。呜呜呜呜。"说着不哭，这个家伙还是忍不住又哭鼻子了，越想自己的处境越觉得心酸。

　　"你能告诉我们，你为什么哭吗？"安千儿不明白她为什么哭，难不成是被欺负了？

　　"嗯，我先做个自我介绍吧，我是空肠。"那个家伙终于不哭了，好不容易找到倾诉对象，她忍不住想把一肚子的苦水倒给三个小家伙，"我其实也是小肠中的一员，我在这儿待了这么久，从来就没有人停下来和我说会儿话。你们知道吧，你们吃下去的食物经过口腔到达胃里，然后从胃出来就会进入到小肠内，小肠可是消化功臣。而我呢，我始于十二指肠空肠曲，占空回肠全长的 2/5。消化和吸收力强，蠕动快，这本来是我的优点，可是就是因为我的优点，肠内一直呈排空状态，食物在我这里从来不做停留。有时候我很孤单，想找个朋友说说话都找不到，连食物们都不愿意理我，你说，呜呜呜，你说我委屈不啊。"

　　说着说着空肠又开始哭了。这样说来空肠也真是可怜，她每次看着食物头也不回地从这儿走过，一直以为食物很讨厌自己呢。

　　"怎，怎么会呢。"安千儿试图用笨拙的语言来安慰空肠，"食物们是被伟大神秘的魔术师变了样子，然后不能和你说话啊。"

　　"是啊，是啊，在他们心里肯定还是把你当好朋友的，加上他们可能怕自己太吵会吵到你嘛。"麦麦罗也开始安慰空肠。其实安慰人这件事，麦麦罗还真不行，他唯一擅长的就是把人气哭。

　　"是吗？"空肠有些不相信地问。她一直以为是那些食物们不想理自己呢，今天好不容易看到三个小家伙没快速从自己面前滑过，就拉着他们哭诉了一番。

　　"是的，肯定是的。"毛小逗也厚着脸皮回答，"哎，对了，这儿就你自己吗？"毛小逗总觉得这儿应该不只是空肠自己。

　　"是，还有一个从来不说话的邻居，叫回

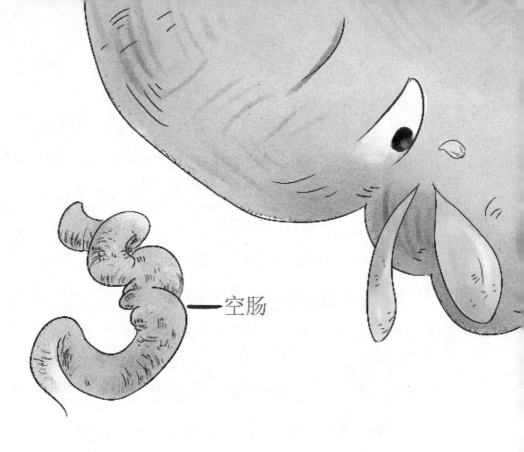

空肠

肠。虽然可进一步把我和她分开，前段是我，后面是她，但是我们之间没有明显界限。我位于人类腹腔的左上侧，回肠则在右下侧。我们可能稍微胖一些，由于血管太多所以看上去像苹果红。"说到这里，空肠忍不住红了一下脸，然后接着说，"谢谢你们听我哭诉，我现在心情好多了。"

"嗯，只要有好心情才会每天都开心嘛。"安千儿又和空肠说了好一会儿话，直到麦麦

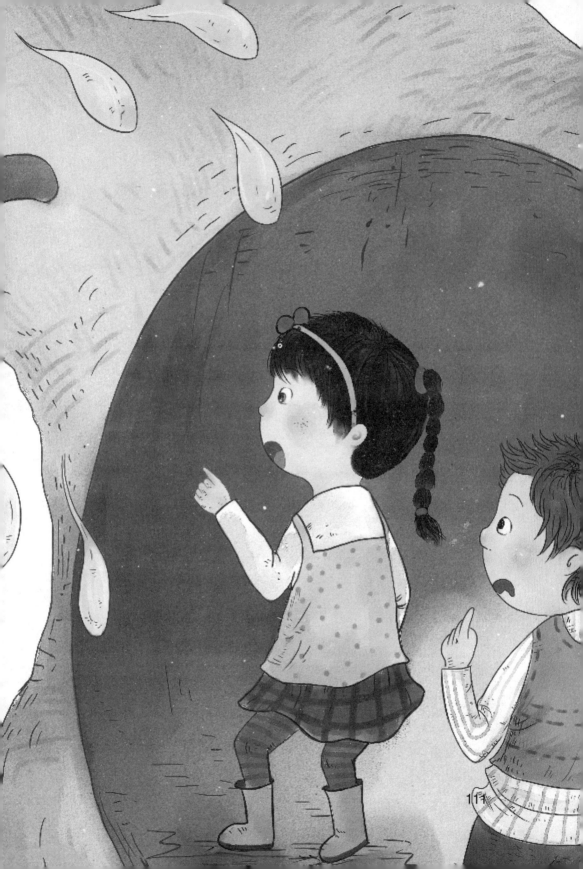

罗催她离开,才恋恋不舍地对空肠说再见。

空肠也很舍不得小家伙们，在小家伙们的背影消失时，空肠突然回头对回肠说:"我以后一定要开开心心地完成自己的工作,好久没哭了,哭出来好多了。"

当然回答她的依旧是很寂静的空气,不过这次她没有伤心,反而咧开嘴笑了。

第8章

· ·

默默无闻的小工厂

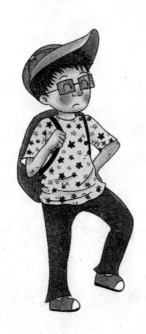

默默无闻的小工厂

①神秘的小工厂——胰腺车间

告别了空肠，小伙伴们继续自己的旅程。用麦麦罗的话说，经过了那么多的"大风大浪"，现在早已是"波澜不惊"了。他说这话的原意是想表达自己现在变得很勇敢，却不想还是被安千儿嘲笑了。

"波澜不惊，我还宠辱不惊呢。"有句话说

的好啊，君子报仇十年不晚，你瞧瞧，谁让麦麦罗之前没事就欺负安千儿小姑娘呢，她现在越来越伶牙俐齿了。

"哎，我们男生说话，你别插嘴。"麦麦罗试图把话题的重心移到毛小逗身上，他早就发现了，安千儿现在可比毛小逗伶牙俐齿多了，"哎，搭档，你说是不是啊，男子汉大丈夫，就要经历点大风大浪啊。"

"什么大风大浪？"毛小逗明明知道麦麦罗说的是什么意思，还故意逗他，"嗯，这一路上有风吗？有浪吗？貌似大海都没有看见啊。哎，安千儿，你看见了吗？"

安千儿赶紧摇头："呃，真没看见。"

"你个书呆子，不是我说你啊，总是纠结字面的意思，这辈子可是没什么出息了。"麦麦罗气得想揍毛小逗一顿，"我说的大风大浪是比喻，比喻你懂吗？"

"不懂。"毛小逗无辜地摇摇头，"什么是比喻啊，请麦麦罗大师好好地讲解一番，我等将洗耳恭听。"

"好,你就洗耳恭听吧。比喻,就是,比喻就是……"麦麦罗有点儿底气不足,"就是用大风大浪来比喻我们一路上遇到的事情,你可真呆板。"

"哎,谁叫我?"在毛小逗还没回答时,突然有个呆板的声音传了过来。这个是怎么回事,见过大风大浪的男子汉大丈夫麦麦罗吓得差点跳起来,这个还真有人叫呆板啊?

"谁,谁是呆板?"毛小逗倒是像经历过大风大浪的样子,试图找出声音的来源。

"我,我们都是呆板。"啊,好整齐的声音,怎么会有这么多人叫一个名字呢,还都叫呆板?好奇怪的名字哇。小伙伴们顺着声音走过去,没走多远看到了一个小门。

"这里是什么?"安千儿有点儿好奇地指了指那个小门,"难不成刚才的声音就是从这里面传出来的?要不,我们去看看吧。"

"你,你们去,我,我还是在这儿等着吧。"

麦麦罗临时有点胆怯了，刚才那个声音听上去有好多，好多人啊，如果进去被群殴怎么办。万一打起来，自己才三个，人家那么多人，肯定吃亏。俗话说"好汉不吃眼前亏"，从目前的情况来看，还是在外面等着安全啊。

"哎哟，这见过大风大浪的男子汉大丈夫是怎么了？"安千儿很快就看出了毛小逗的意图，笑着说，"这是准备变成男子汉大豆腐吗？"

"你才大豆腐呢，怎么说话的，是吧，搭档？"麦麦罗没想到安千儿这么多管闲事，再次把求救的目光转向毛小逗。

"嗯，是，大豆腐，蛮适合的。"毛小逗思索了一下，一本正经地说了一句话便朝那个小门走去，安千儿也笑嘻嘻地跟了上去。麦麦罗在原地暗暗思想斗争了一番，也跟着去了：安千儿一个小姑娘都不怕，自己怕什么啊。

"哇，这里简直就是个小工厂嘛。"推开门后，安千儿发现映在自己眼前的竟然是个精致的小工厂，里面有好多小个子工人正忙碌地奔来跑去的。

"这里是要加工什么东西吗？"毛小逗看着忙碌的小个子工人们开口问道。没想到的是根本没人回答，那些小个子工人继续低着头忙自己的。

"真是奇了怪了，这些人怎么这么呆板啊？"麦麦罗忍不住抱怨道。

"喊我们干什么？"一群人同时看向麦麦罗。麦麦罗愣了：这，没喊他们啊。

"这里是在加工什么东西吗？"毛小逗看

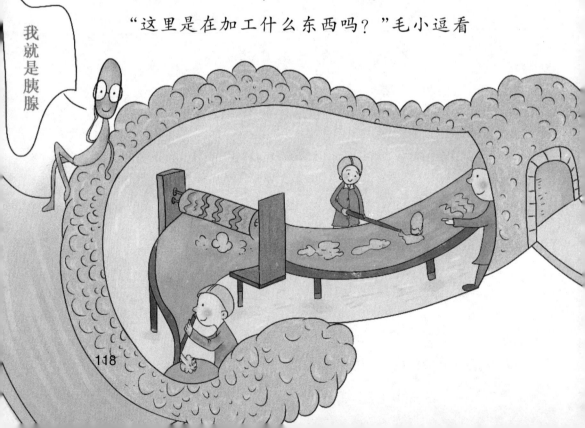

我就是胰腺

到那些小个子工人抬头了，赶紧又重复了一遍自己的问题，可是没人回答。啊，这可真奇怪。

"呆板。"麦麦罗忍不住又说了一声。

"你一直喊我们干什么？"终于有个小个子工人有点不耐烦了。

"我，我，我什么时候喊你们了？"麦麦罗有点搞不清楚状况：自己喊他们了吗？貌似没有吧，这个谁出来解释一下啊。这个是怎么回事呢？

"是啊，刚才你不是喊了嘛。"小个子工人觉得眼前这个小家伙分明是在戏弄自己，一直喊自己的名字却不说干什么。

"我只是说了你们呆板啊。"麦麦罗看看毛小逗更是不解了，他挠了挠头，仔细想着刚才自己说的话。

"是啊，我呆板啊。"小个子工人一本正经地看着麦麦罗。

"是啊，我们都呆板啊。"一群小个子工人

异口同声地回答麦麦罗。

"你说他们是不是，脑子有问题啊？"安千儿指了指自己的脑袋然后低声问毛小逗。

"哈哈，太搞笑了。"毛小逗好像明白了，他拍拍麦麦罗的肩膀，"嘿，告诉你，小子，他们的名字就叫呆板。"

"干什么？"果然，那两个字一出来，小个子工人们又接话了。

"什么，他们的名字叫……"那两个字麦麦罗没有说，他害怕一说，就听到一群人异口同声地答应。这个……

"那呆板大叔们啊，请问，你们这个小工厂是生产什么的呢？"安千儿虽然觉得那两个字很别扭，但还是很有礼貌地问了自己想要知道的事情。

"嗯，这个啊，这里是个很神秘、很神奇的车间——胰腺车间。"名字叫呆板的小个子工人终于开始回答小伙伴们的问题了，"你们刚才看到那些流动着的东西了吧，那些其实就是胰腺，那些东西呢，都是来自你们现在正在站着的很重要的地方——胰腺车间。"

"胰腺车间呢，是专门负责生产种类繁多的消化酶的地方。你们吃下去的东西，经过口腔、胃、小肠，就是顺着你们走过的路一路走到这儿来的，这里的消化酶其实就是消化那些食物的。在你们身边的，是分解蛋白质的蛋白酶，在那些蛋白酶后面的其实就是分解淀粉的淀粉酶，还有那边的就是分解脂肪的脂肪酶。"

"食物的进入似乎是胰腺分泌胰液和肝脏分泌胆汁的信号，随着小肠有节律的运动，大量的胰液和胆汁进入人体的消化系统，帮助小肠把食物分解得更充分。含有各种消化液酶的胰液作用非常强大，它除了可以把胃液里的酸中和掉以外，还能分解几乎所有的营养素，把淀粉变成糖，把脂肪变成脂肪酸和甘油，把蛋白质、多肽变成氨基酸，把DNA分解成核苷酸。不管你吃的是什么，馒头、咸菜或米饭、大鱼大肉，在胰腺眼里其实都是即将被加工的原料，我们的工作就是负责各种加工。"名字叫呆板的小个子工人说完后就继续低着头干活了，小伙伴们就好奇地在周围开始乱转。

这个神奇的小工厂有这么多神奇的东西，当然不能这么快离开了，要好好研究研究了。

②无名大英雄——胰岛素和肝脏

"哇，这个东西看起来好可爱。"安千儿对小个子工人们加工中的东西很感兴趣，她甚至想伸手碰一下，却被毛小逗及时制止了，那些东西怎么可以乱碰呢，真是的。

"看看，看看，又开始装正经了。"麦麦罗好不容易找到可以统一战线的人，立马说出此时此刻自己对毛小逗的感觉，这家伙可不是在装正经嘛。

"总比你不正经强。"毛小逗头都不回，直接回了麦麦罗一句。

没想到麦麦罗听他这么说不但没生气，反而呵呵地笑了："就是，你们都在装正经，我只能装不正经了。"说完连自己都笑了。

"哟，越来越伶牙俐齿了，跟着安千儿时间久了，有长进。"毛小逗不怒反笑，乐呵呵地说。

"毛小逗，士可杀不可辱，什么叫跟着安千儿时间长有长进了，我一直都这么聪明，好不好。"麦麦罗最忌讳别人说他跟安千儿学。哼，自己堂堂男子汉怎么会向一个弱女子学习呢。那句话怎么说来着，太，太，欺人太甚了。

"谁愿意辱你啊，自作多情。"毛小逗觉得没事和麦麦罗斗斗嘴也挺好玩的，没想到搭档的智商也不低，听出了刚才那句话是自己在逗他。

"切，不和你玩，死呆板。"麦麦罗一时间

竟然忘记了这里有好多叫呆板的工人，话脱口而出后就后悔了。

"又喊我们有事吗？"果然，刚才那个叫呆板的小个子工人又接过了话腔。这可怎么办，哎，对了，找个问题为难一下他。

麦麦罗灵机一动，随便指了一下装作好奇的样子问："哎，呆板叔叔，这个东西是什么？"

"那个啊，胰岛素。"叫呆板的小个子工人说完又低头工作了。

"胰岛素？"

"呆板叔叔，胰岛素是个什么东西啊？"三个小伙伴果然对这个东西感兴趣了，不罢休地拽着小个子工人问。

"其实这个胰腺车间也生产平时人们说的胰岛素。"看着小家伙们那么好奇，呆板叔叔决定再给他们讲解一下，"胰岛素的作用呢就是促进人体内糖类的分解。你们应该都知道，葡萄糖提供能量，是人体各种活动的基础。人体对它的需求可是十分精确的，多一点少一点都会造成威胁，不像你们平时吃水果，吃了好几个了还想吃就可以继续吃。胰岛素主要控制血糖含量的多少，使它保持在正常水平。你们应该都听人提起过糖尿病，这种症状呢就是因为胰脏不能正常分泌胰岛素而造

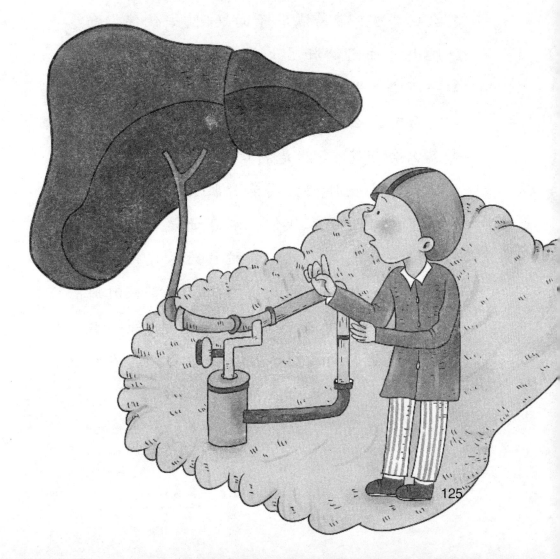

成的，严重的患者甚至会面临死亡的。提到胰岛素呢，就更得提一下被胰岛素指导的肝脏了。关于肝脏的具体作用，你们可以去问问肝脏大哥，毕竟最了解自己的人还是自己嘛。"

在小个子工人的介绍下，小伙伴们把目光移到肝脏大哥的身上。被胰岛素指导又是怎么回事呢？带着满肚子的疑问，小伙伴们向肝脏大哥询问："肝脏大哥，你可以给我们讲解一下吗？"

面对这么好奇可爱的小家伙们，肝脏大哥怎么会拒绝，当然是满口答应了。他一开口就迷倒了小伙伴们，因为肝脏大哥的声音太好听了："欢迎小家伙们，现在还是我来给你们介绍一下我自己吧。我被称为人体内最重要的化工厂，人体的整个右上腹部都被肝脏占据着，我可是人体内最大的实质性脏器。我是对血液里的葡萄糖浓度直接负责的，人吃的糖如果全部进入血液，那可就不得了了，人们该有多痛苦啊，正常人吃再多的糖也不会有差错，主要靠的就是健健康康的我啦。"

"你们肯定想知道，如果血液中的葡萄糖浓度升高了该怎么办，这对你们来说是难题，对我来说不过是小意思，一点都不会难倒我的。如果遇到这种情况，我会先启动储藏功能，在最短的时间里检测和控制血糖浓度，并且把多余的糖转化成可以储存的糖元，然后储存起来就好了。是不是很神奇啊？"

"还有更神奇的呢，当你们肚子饿的时候，我会把储存的糖元变回葡萄糖，维持你们人类的活动。"说到这里肝脏顿了顿，然后让小家伙们看自己操作"机器"检测大巨人体内的血糖浓度。

"哇，太神奇了，这个，真是万能的肝脏大哥啊。"连麦麦罗这个淘气包都开始崇拜起肝脏大哥来，他可没想到会看到这样一个奇异的场景。

"是啊，是啊。"安千儿已经欢呼起来。

只有毛小逗一脸严肃地看着肝脏大哥：

"肝脏大哥,那些液体是什么东西?"

"那个啊,那个是胆汁。"肝脏笑呵呵地说,"其实吧,我可没你们看到的这么简单哦,我是个很复杂并且很重要的化学加工厂,我生产的胆汁中含有上千种酶,这些酶的作用和胰腺分泌的胰液一样重要。各种各样的营养物在进入血液之前都会由胆汁这个英勇的检查员把关,等转化成绝对安全的成分后才会让它们通过并进入循环系统中。"

"还不止这些,其实啊,偷偷告诉你们,我还是个武林高手呢,我会解毒。一些对你们人体有害的物质经过我这个小工厂的加工,会变得乖乖的,不再那么任性和嚣张。"

"那些经过加工、解毒之后成分安全的血液通过肝静脉被送回心脏。你瞧,我可是个人才啊。当然我有时候也会生病的,一生病后果可就非常严重了啊。饮食中营养不足,过度饮酒等都会让我生病的。当然,小家伙们是不会饮酒的,所以你们要记得提醒你们的爸爸哦。"

"你们看到我下面那个黄绿色的小口袋了吧，那是胆囊。经过我这个工厂生产的胆汁就储存在这个小口袋里，当消化需要的时候，

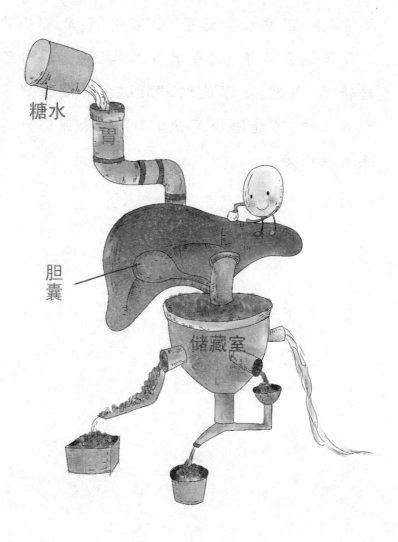

胆汁就从胆囊排出。这个小口袋还负责浓缩胆汁，留下有效的胆汁供使用。"

"这个小口袋还可以分泌黏液，保护胆道黏膜不受浓缩胆汁的侵蚀和溶解，是个尽职尽责的小卫兵哇。好了，小家伙们，我都给你们说了这么多了，该要忙着工作了，你们自己转转吧。再见，小家伙们。"肝脏大哥要忙好多好多工作，不能陪小家伙们玩，小伙伴们只好继续往前走去。

第9章

爱好吸收水分的车间——大肠

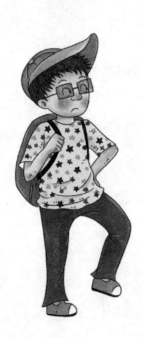

爱好吸收水分的车间——大肠

① 不明显的小·工人——盲肠

　　"哇,一路上遇见这么多好玩的。哎,毛小逗,你说我们是不是快要回家了啊。"麦麦罗这个淘气包已经抢先跑到了前面, 边跑边对后面的毛小逗喊。

　　"你别乱跑,要是丢了,没人管你。"毛小逗虽然嘴上这样说着, 还是加快脚步跟了上去。真的弄不明白，自己怎么会有这样一个调皮捣蛋的搭档呢。不是都说"近朱者赤"嘛，怎么从小到大一起玩了这么久也没见他"赤"啊，倒是自己马上要"近墨者黑"了。

"你们等等我。"安千儿一路小跑都追不上前面的两个男孩。

看安千儿追不上，麦麦罗更开心了，他甚至还想鼓动毛小逗也跑快点，不管后面的安千儿呢。你瞧瞧麦麦罗，整天吹嘘自己是男子汉，没事就爱和小姑娘较真。

"喂，麦麦罗，你们等等我啊。"安千儿跑不动了，也实在不想跑了，就停了下来。哼，不等是吧，不等就不等，我就慢慢走。这样想着，安千儿就放慢了脚步，根本不搭理麦麦罗。随便你们怎么跑，最好现在就消……咦，怎么回事，他们哪儿去了，刚才不是还在前面吗？

安千儿有点惊恐地看看自己的手，我，我刚才是开玩笑的，我没准备让他们消失啊。虽然他们很讨厌，但让他们回来吧。

这边安千儿小朋友处在惊恐中，而那边跑错路的两个小伙伴也面面相觑，知道大事不好，安千儿被他们弄丢了。

这可怎么办呢？对了，在原地等。可是等了好久，根本没看到安千儿小朋友过来。

"这，这怎么办？"麦麦罗有些着急了，刚才只是逗她玩呢，她不会一生气乱跑了吧。

"能怎么办，等。"毛小逗往那个方向看了看，依旧没有看见人影：这是怎么了呢？他又耐着性子等了一会儿，还是没看到安千儿小姑娘，便决定回去找找。

这下，麦麦罗也不乱跑了，乖乖地跟着毛小逗往回走。

原来安千儿看到两个人不见了很害怕，还在原地发愣，她哪里知道两个小伙伴在别的地方等她呢。

"哈哈哈哈，你们真有意思。"屋漏偏逢连夜雨啊，在安千儿害怕的时候，竟然有人说话。对，有人说话。

　　"你，你是谁?"安千儿手心都出汗了。这，这可怎么办。妈妈说外面坏人很多，自己是不是遇到坏人了呢，哎，要是他们两个在多好，现在只剩下自己了。

　　安千儿越想越委屈，忍不住"哇哇"大哭起来。

　　你说正在看热闹的神秘人哪受得了这个，他本来是在看热闹，结果小女孩竟然哭了，这传出去还不得说他欺负小孩子吗?他慌了，赶紧给他的兄弟打电话:"你提醒一下那两个小家伙，让他们快点过来，这儿发洪水了，小姑娘不停地哭啊。"

　　"你，你别哭啊。"挂了电话他看着依旧在哭的安千儿赶紧想办法哄，没想到不哄还罢了，一哄哭得更厉害了。这真的跟自己没关系啊，自己不过是忍不住笑了而已，这笑是不犯法的吧。

　　还好，毛小逗和麦麦罗被好心的神秘人的"兄弟"指了路，奔了回来。两个小伙伴看到正在哭的安千儿忍不住问道:"谁欺负你了?"

"不是我,我是无辜的。"你瞧瞧,这个神秘人可真不会办事啊,这不是"此地无银三百两"嘛,你不说话谁知道你在这儿啊,你现在主动说话了,还想撇清关系。

"你们回来了。呜呜——"看到两个小伙伴,安千儿不害怕了,可是眼泪还是止不住啊。

"你怎么欺负小孩子呢。"麦麦罗觉得这个神秘人实在是可恶,"我们一路上见到那么多器官,也没被欺负啊,人家都好心地给我们指路,还告诉我们很多好玩的,就你是个大坏蛋。"

"啊,我,我怎么是大坏蛋了?"神秘人实在是委屈,自己怎么莫名其妙地成了大坏蛋了?从小到大都被自己的兄弟姐妹说成是"老好人",这个身份的转变连他自己都受不了。

"你说你怎么了,堂堂七尺男儿,竟然欺负一个小孩子。"麦麦罗根本不给人家解释的机会，"安千儿，他怎么欺负你了，说出来，虽然我可能打不过他，但是我可以和他讲理。"

"小姑娘，你别哭了，你先说清楚啊，要不然我的一世英名可就被你毁了。"神秘人把最后的筹码放在安千儿身上，可是安千儿只是摇头，也不说话。

"姓名。"毛小逗突然问。接下来就出现了以下很可笑的画面。

"人家都喊我盲肠。"原来神秘人是盲肠

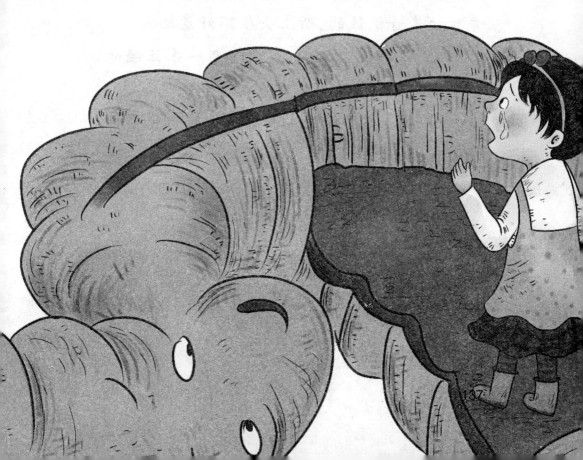

先生啊，没想到他竟然乖乖地回答了。

"严肃点。"麦麦罗适时地开口。这个场景好熟悉啊，对了，就是电视里大官审案子的场景，小家伙们竟然"私设公堂"，只是这个盲肠先生竟然全没感觉出来。

"职业。"毛小逗的声音听上去很严肃，而安千儿早就不哭了，正眨巴着大眼睛盯着眼前非常奇异的一幕。太好玩了。

"职业特征不明显，可以忽略不计。"盲肠先生的声音低低的，听上去很不好意思。

"工作单位。"毛小逗想了想一本正经地说出了这四个字，麦麦罗差点就笑场。

"大肠车间。"盲肠先生这时候突然觉得不对劲：这，这个小家伙的语气不就是在审犯人嘛，自己可是个大好人啊。"喂，小家伙们，我可不是犯人，你们不能这样审我。"

安千儿这才赶紧给小伙伴们解释，是自己太害怕了才哭的，这个盲肠先生真的是无辜的，没有欺负自己。听到安千儿这样说，麦麦罗和毛小逗松了一口气，随即觉得很对不起盲肠先生。

不过盲肠先生可是个大度的人，不但不计较，还和小家伙们开起了玩笑，最后干脆来了个啰啰唆唆的自我介绍："本人姓名盲肠，职业特征不明显，所属工作单位大肠车间，你们都知道了吧。然后呢，本人是大肠中最粗、最短的一段。至于你们刚才走丢，跟我的另一个特点有关，虽然我很短，可是我这个人呢人缘好，平时为了可以和大家多沟通，就私自开了几个小门，这些小门呢可以通到我最好的朋友家里去。"

"啊，你们别紧张，这个是经过上级批准的，要不然这些小门我可不敢随便乱开啊，这个是要罚款的哇，我很穷。不过没关系了，我可有一大堆好朋友呢，羡慕吧。"

盲肠先生可以说是小伙伴们遇到的最有趣的人了，说话很可爱，小伙伴们忍不住都笑了。

麦麦罗低低地对毛小逗说："他是最好欺负的了。"

毛小逗笑嘻嘻地说："有的人啊，不是好欺负，只是为了能让自己的朋友开心。"说完把手搭在了麦麦罗的肩膀上，麦麦罗想了一下点了点头，若有所思地回答："有的人啊，并不是喜欢欺负人，只是觉得朋友之间就应该打打闹闹的嘛。"

虽然小伙伴们很喜欢盲肠先生，但在这里待了那么久，还是不得不说再见，小伙伴们还得赶紧走出去呢。不过盲肠先生告诉了他们一个更好玩的地方，那就是他的最好的朋友阑尾那儿。

据说阑尾也是个很幽默的家伙，怪不得人说物以类聚，人以群分呢。

三个小伙伴朝盲肠先生所指的方向走去，却不知道他们踏上了一条根本走不下去的路。哈哈，盲肠先生果然喜欢恶作剧，竟然捉弄了一下小家伙，因为他说顺着那条路小家伙们可以回家。

②没有出口的小路——阑尾

说说三个小伙伴吧，他们告别了盲肠先生后，满腔热情地奔向盲肠先生给指的路，据说从那里可以更快地回家。

其实小伙伴们不知道，在他们走后，盲肠先生笑得肚子都疼了：还有这么好骗的小家伙，太好玩了，太好玩了。

而麦麦罗和安千儿却在感慨盲肠先生是世界上最好的人了，岂不知没过多久，他们两个便联合毛小逗一起狠狠地说盲肠先生不道德了。

好吧，先看看小伙伴们现在怎么样了。他们一路西去，哦，一路朝阑尾先生的住所走去，这一路上有花香有鸟语。好吧，这是麦麦罗的幻想，其实这条路和他们之前走的路一样，一律的红色大地毯。

"啊，应该到了。"因为前面好像有东西堵住了去路，他们就想着是到阑尾先生家了，都激动地欢呼起来。

"小家伙们好。"果然，阑尾先生是个很有礼貌的人，你瞧，这欢迎的姿势都做出来了。

"阑尾先生好。"麦麦罗也学着他的样子问候道。

"替你的好朋友盲肠先生问好。"毛小逗突然想到了盲肠先生当时好像说遇见自己的好兄弟了要代替自己问好。

"啊，你们是被骗来的吧？"当得知小伙伴们见过盲肠先生后，阑尾先生唯一的想法就是，自己的好朋友又捉弄人了。

"啊？"没想到阑尾先生会这样说，小伙伴们很是惊讶，不过惊讶过后，毛小逗先开口了："盲肠先生说，从你这儿过去我们就可以回家了。"

"什么？"阑尾先生果然猜对了，这个盲肠先生啊，怎么这么爱捉弄人呢，他明明知道自己这条路是走不通的。

"就是从这儿走出去啊。"安千儿赶紧接话。她现在特别想回家，尤其听说这么快就可以回家了，更是开心。

"啊，你们不知道吧。"阑尾先生在心里狠狠地鄙视了盲肠先生一把，然后耐着性子给小家伙们解释，"我还是给你们介绍一下自己吧。正如你们知道的那样，我叫阑尾先生，和盲肠先生比邻而居，位于他的内侧，一端与盲肠相连，另一端是封闭的。也就是说这条路是走不出去的，你们被他捉弄了。你们也别生气，既然到了这里，就先了解了解我吧。其实我差点被你们人类遗弃，过去的时候人们以为我是人类进化过程中留下的一段没有生理作用的肠子，所以一发炎就把他切掉了。不过后来我的恩人出现了，他就是美国俄克拉荷马州立大学生理学教授劳伦·马丁教授，他通过研究发现，阑尾至少在人的胎儿和青少年时期起着很重要的作用，在人类的发育早期，

我作为一种淋巴器官，有助于 B 淋巴细胞的
成熟。还不止这些呢，我们阑尾的功能还包括
使白细胞对各种抗原或存在于胃的异物产生
影响，这样阑尾就有可能抑制破坏血液和淋

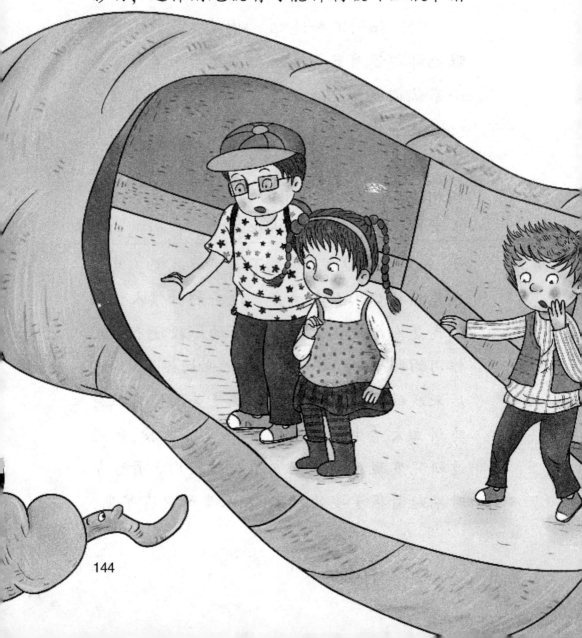

巴产生的体液抗体反应，促进局部的免疫功能。当然这些都还在进一步的研究中。不过，鉴于我们阑尾尚具有的这些生理作用，科学家呼吁人们要善待我们，不要轻易遗弃。还有，小家伙们，你们也不用生气了，盲肠先生其实是好意，他肯定觉得我太孤单了，让你们来和我说说话，让我们成为好朋友。你们要回家的话走那条路，应该很快就可以到了。"你瞧，阑尾先生多善良，不但叮嘱小家伙们不要生盲肠先生的气，还给他们指路。

小伙伴们告别了阑尾先生，朝那条路走去。

虽然刚才很怨恨盲肠先生，不过如果不是他，自己也学不到这样的知识啊。暂且原谅他吧。

③吧嗒吧嗒世界大战——细菌大作战

"咦,什么味道啊,这么难闻。"三个小伙伴正在走着,忽然闻到一股很难闻的气味,麦麦罗边捂鼻子,边不停地用手扇风。

"是啊,什么奇怪的味道,怎么这么臭。"安千儿也捂着鼻子。

"什么声音?"毛小逗边捂着鼻子边朝那边走过去,因为他好像听到了打架的声音。

经他这么一说,麦麦罗和安千儿也听到了很乱的声音,不停地有"哼哼哈嘿,快使用双节棍"的声音,还有"哦,看我新学的截拳道"。这,这是怎么回事?

曾经沉醉于《倚天屠龙记》的麦麦罗瞬间想到了"六大门派围攻光明顶"的场景,难不成是争地盘?这个好玩,麦麦罗也顾不得说难闻了,不等毛小逗阻拦,已经奔了过去。

绕过了那个小门,果然看到两大帮高手

146

正在对决。太过瘾了，麦麦罗忍不住鼓起掌来，还不忘叫好："打啊，打啊。"

毛小逗和安千儿奔过来看到的就是两拨人在打架，而麦麦罗这个看客竟然开始指挥了："这边，啊，还偷袭啊，太卑鄙了……"

"你别闹了。"毛小逗赶紧阻止麦麦罗，因为他要再不阻止，麦麦罗肯定要全副武装去和人家战斗了。只是穿着黑色马甲的小家伙太强悍了，那些穿红马甲的小家伙们已经被打倒了一大片。

"哎，又是这样。"这时不远处有个小个子工人的声音传入了小伙伴们的耳朵。

"可不是吗，环境这么恶劣，克洛奇吃东西也不讲究，肯定又是他们赢了。哎……"另一个小个子工人叹了口气。

这是怎么回事，怎么这两拨人打架还和克洛奇吃的东西联系到一起了。没想太多，麦麦罗已经冲了过去，问其中的一个工人："叔叔，这是怎么回事？"

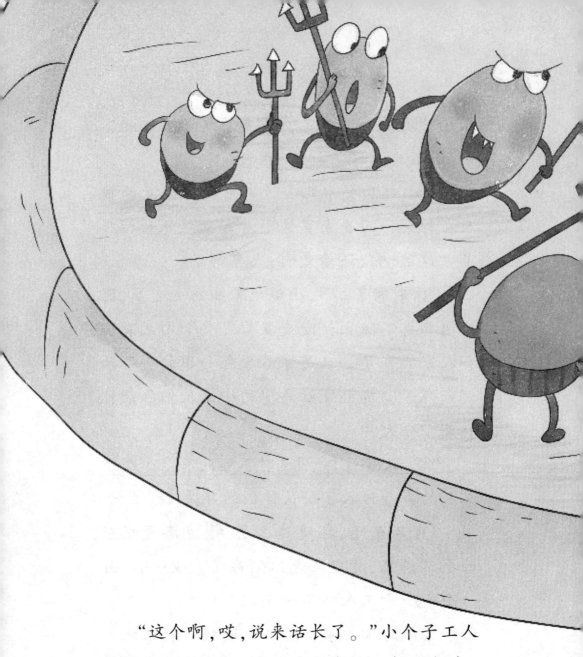

　　"这个啊,哎,说来话长了。"小个子工人
微微叹了一口气,开始为小家伙们解说起来,
"你们现在站着的地方是大肠车间。大肠可是
人体内不可缺少的部分,大肠的作用呢就是

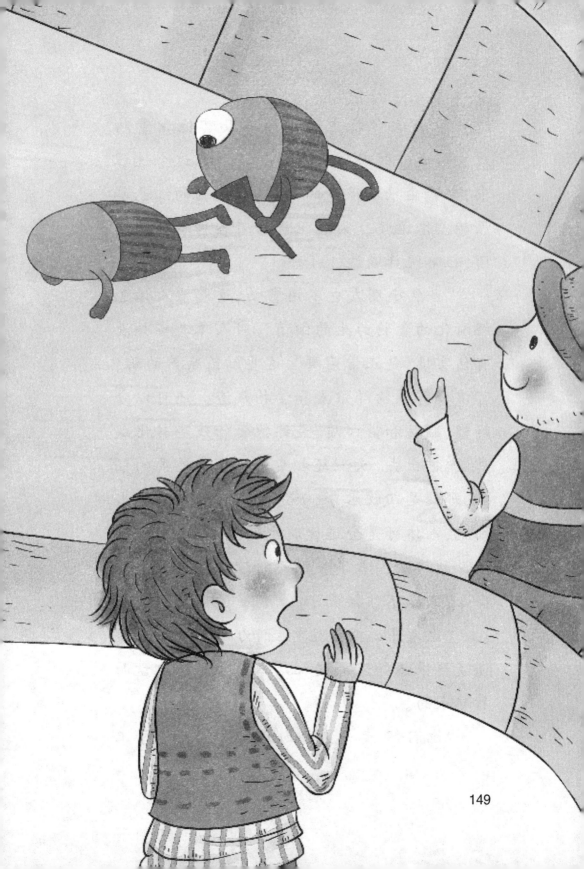

进一步吸收食物中的水分以及其他少量物质，形成并暂时储存粪便。不过在这个过程中，会产生很多很多的细菌，和小肠的红色草原相差很远呢，大肠里寄居着各种各样的细菌，粗略统计多达 400 种。"

"当然小朋友也不用害怕，这些靠人体已经消化的食物为生的细菌，对人体其实并没有伤害性，是正常菌群。这些细菌生产的酶，可以分解植物纤维素和食物残渣，还可以分解糖、脂肪和蛋白质，最终把食物残渣转化成粪便，排出去。大肠还担负着一个很重要的任务，那就是回收水分，如果没有大肠内的滤水细胞，人体可是会迅速脱水的哦。"小个子工人说到这儿，看了一眼还纠缠在一起打架的小人，又忍不住摇头了。

"你为什么摇头呢？他们为什么打架呢？"麦麦罗很想知道那些人是不是为了抢地盘而打起来的。

"他们啊，都是大肠内的细菌。"小个子工

人这句话刚说完，麦麦罗当时想到的竟然是：怪不得呢，都是大肠细菌当然要打了。

"抢地盘啊。"麦麦罗忍不住说了出来。

"嗯，也算吧。"小个子工人继续说道，"人还分好坏呢，更别说细菌了，其中有好的细菌，当然也要有坏的细菌了。好细菌当然要打坏细菌了，同样，坏细菌也想把好细菌打败，所以它们就常常开战。有时候是好细菌赢，有时候是坏细菌赢。好细菌赢的时候呢，人就会身体健康；坏细菌赢的时候呢，人就会不舒服，就会拉肚子。"

"当然，为了让好细菌一直赢下去，当个常胜将军，还需要小朋友们的帮助，那就是平时要注意饮食，不乱吃东西，不暴饮暴食，不吃太过生冷的东西。友情提醒小朋友们一下，在外面买零食吃的时候一定要注意看生产日期哦。当然，尽量少吃零食，多喝热水，多锻炼身体，这样好细菌就会经常打败坏细菌了。"

"对了，大肠里还有个让人又爱又恨的大

肠杆菌,它是一种生活在大肠里的细菌,对人体呢,既有坏处又有好处。哎,按照这个情况来看,今天还是坏细菌赢啊。"小个子工人说完又低下头忙了。

"啊,坏细菌经常赢吗?"毛小逗忍不住开口问道。

"嗯,是啊。生活环境恶劣,克洛奇吃东西越来越不规律,只要觉得饿就乱吃一通,当然对肠胃不好啊,这样坏细菌就成了常胜将军了。"小个子工人口气中满是惋惜。

毛小逗看着已经躺倒一片的穿红马甲的军队,似乎明白了什么,他拽着麦麦罗和安千儿朝一直延伸的路走去。

第10章
······································

便便先生，再见

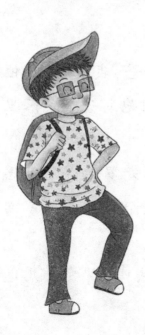

便便先生，再见

　　"你们回去后，转告我爸爸，我没事，让他放心。"毛小逗领着小伙伴们跑到一个角落里低低地说。

　　"什么？你不回去？"麦麦罗觉得不可思议，好不容易找到出口了，这个家伙竟然不回去，搞什么啊。

　　"是啊，毛小逗，你不回去吗？"安千儿也不明白他为什么不回去呢。

"坏细菌打败了好细菌，克洛奇现在要拉肚子了，你们等一下就跟着便便先生们一起走吧，不要管我，我过段时间就回去。"毛小逗在听了小个子工人的话后已经决定留下了。生活环境恶劣，大巨人的生存肯定越来越艰难了，何不趁此机会把大巨人的秘密一起解开呢，那样还可以帮帮他。

"什么，你让我们和便便先生们一起出去？"麦麦罗想到便便先生就觉得太臭了，受不了，才不要呢。

"这是现在唯一的出路了。"毛小逗看着越走越近的便便先生们，有些着急了，"你们两个快点跟着便便先生啊，这样才可以回家。"

这一路上虽然吵过闹过，但是想到以后只有自己在这里走下去了，毛小逗有点难过，可是他知道不能因为自己的自私，让两个那么想回家的小伙伴陪着自己在这里啊。

"小家伙们，走了。"便便先生冲麦麦罗打

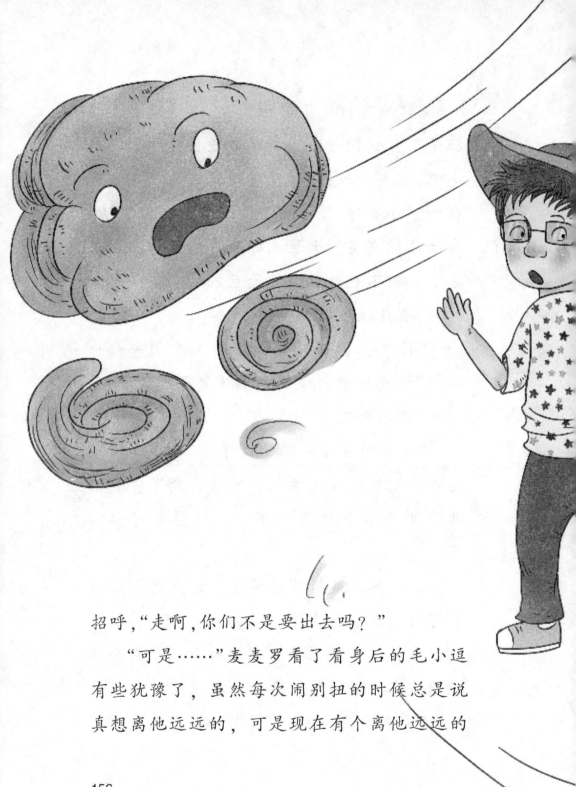

招呼，"走啊，你们不是要出去吗？"

"可是……"麦麦罗看了看身后的毛小逗
有些犹豫了，虽然每次闹别扭的时候总是说
真想离他远远的，可是现在有个离他远远的

机会，自己竟然舍不得了。

"麦麦罗，我们丢下毛小逗是不是……"
安千儿也有点儿犹豫，虽然她真的很想回家，
真的很想很想爸爸妈妈。

"小家伙们，你们还犹豫什么啊，走啊。"
便便先生开始催促了。毛小逗对着小伙伴们

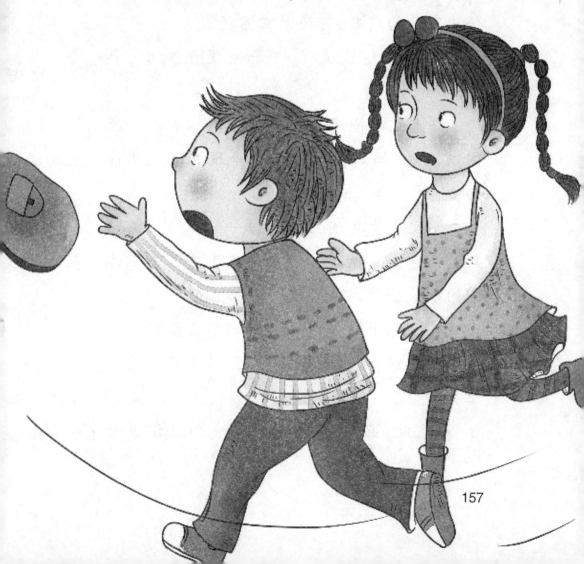

摆了摆手便朝来时的路走去，他真不忍心看他们走时的模样。

"便便先生，你觉得好朋友是什么？"麦麦罗突然问。

"好朋友啊，当然是一起吃一起睡，一起闹，但是从来不真生气。"便便先生虽然很奇怪小家伙的问题，可还是回答了。

麦麦罗突然笑了："谢谢便便先生，再见。"

安千儿也懂了麦麦罗的意思，她在心里默默地说，妈妈，我想你，但是现在我还不能回去。

便便先生把自己变换成一个大笑脸，然后对两个小家伙说："还不快追上去，马上你们的小伙伴就走丢了哦……"

"喂，毛小逗，等等我，你别想自己独吞了惊人的发现，我也有份儿的啊。"麦麦罗追了上去。

"就是，虽然我是个女孩子，但是谁说女

子不如男嘛，也有我的份儿。"安千儿也追了
上去。

"你们怎么回来了？"毛小逗有点惊讶地
看着两个小伙伴。这两个傻瓜，明明可以回
家，怎么又跟着过来了啊。虽然这样说着，但
是他已经明白了两个小伙伴的用意，眼眶瞬
间湿润了。

"喂，哭什么啊，没出息。"麦麦罗一眼就
看出来毛小逗要哭了，"别哭了，跟安千儿一
样，动不动就流眼泪。"

"喂，和我有什么关系啊。"安千儿追上去
准备踢麦麦罗这个讨厌鬼。

"来啊，来啊，来追我啊，追不上我。嘻
嘻。"麦麦罗这个淘气鬼又恢复原样了。

"喂，别跑，小心丢了……"显然毛小逗的
提醒晚了一步。

因为整个世界只听到麦麦罗很高的一声
呼救："救……命……啊……"

下册预告

　　到底麦麦罗这个淘气的小家伙遇到了什么事情，他会不会有危险呢？

　　敬请期待《人体科普童话》系列的第二册：《骨头迷宫奇遇记》。

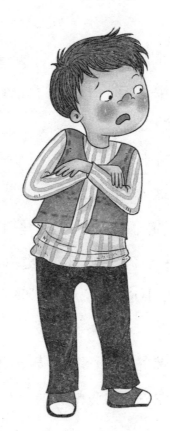